Mentales Gesundheitstraining bei Krebs

Hintergrund | Strategien | Effekte:
Zuversicht, Erholung und Lebensfreude

HGT 01
Onkologie

Dieses Buch informiert über Möglichkeiten zur Gesundheitsförderung und deren wissenschaftlichen Hintergrund. Es bietet Anregungen für die individuelle Verbesserung der Gesundheit. Die beschriebenen Verfahren sind nicht als Ersatz, sondern als hilfreiche Unterstützung für notwendige medizinische Behandlungen zu verstehen.

Impressum:

Titel: Mentales Gesundheitstraining bei Krebs

Untertitel: Hintergrund I Strategien I Effekte: Zuversicht, Erholung und Lebensfreude

Autoren: C. Christ, G. Grospietsch, S. Josten, R. Rachow, G. Unterberger
Gestaltung und Satz: Andreas Kopke, AKO-DESIGN Hildesheim
Druck: Duckhaus Köhler Harsum
Titelfoto: Andreas Kopke, AKO-DESIGN Hildesheim

Die Deutsche Bibliothek - CIP Einheitsaufnahme
ISBN: 978-3-941903-13-5

Das Werk ist urheberrechtlich geschützt. Weder das Werk noch seine Teile oder Auszüge dürfen ohne schriftliche Einwilligung des Verlages öffentlich zugänglich gemacht werden. Dies gilt insbesondere für die Verarbeitung in elektronischen Systemen.

2011

Psymed-Verlag I Dr. Klaus Witt I Fichtenweg 5
D 22941 Bargteheide
www.psymed-verlag.de I eMail: office@psymed-verlag.de

Inhalt

04   **Vorworte**

06   **1. Krebs und mentales Training**
- 1.1 Anmerkungen zu Krebserkrankungen
- 1.2 Wie kann Krebs geheilt oder sein Wachstum gehemmt werden?
- 1.3 Warum psychologische Interventionen bei Krebs?
- 1.4 Ziele und Mittel mentalen Trainings
- 1.5 Christiane Christ: Beispiele aus den Trainingsgruppen
- 1.6 Forschungsergebnisse: Die Effekte mentalen Trainings
- 1.7 Weitere neu entwickelte Angebote

30   **2. Der theoretische Hintergrund mentalen Gesundheitstrainings**
- 2.1 Sichtweisen von Krankheit und Gesundheit
- 2.2 Gründe für psychologische Interventionen
- 2.3 Drei Optionen für psychologische Interventionen
- 2.4 Das mentale Gesundheitstraining: eine Begriffsbestimmung
- 2.5 Imaginationen - zentrale Elemente des mentalen Trainings
- 2.6 Kriterien für mentale Gesundheitstrainings

44   **3. Das Hildesheimer Gesundheitstraining im Detail**
- 3.1 Die Philosophie
- 3.2 Das strategische Konzept: Acht Schritte zur nachhaltigen Gesundheits- und Heilungsförderung
- 3.3 Ein Blick in die Forschungswerkstatt
- 3.4 Empirisch gesicherte Wirkungen der HGT-Formen und der Gesundheitssupervision

56   **Literatur und Internet**

59   **Anhang:**
Überblick über das Trainermanual
Siegmund Josten: Modul B – das Bewegungsmodul zum HGT

Vorwort für Menschen, die von einer Krebserkrankung betroffen sind

Diese Broschüre vermittelt Ihnen einen Eindruck davon, wie mentales Gesundheitstraining zu Ihrer Lebensqualität und Gesundheit beitragen kann; Sie finden hier einige Anmerkungen zur Krebserkrankung und ihrer Therapie und Näheres dazu, wie Gedanken und Gefühle Heilungsprozesse beeinflussen und wie man dies nutzen kann, um die Gesundung mental zu fördern.

Wie viel an Hoffnung und Lebensfreude Menschen gewonnen haben, die während oder nach ihrer Therapie an einem mentalen Gesundheitstraining teilnahmen, zeigen Ihnen Beispiele aus der Praxis und Forschungsergebnisse zum Hildesheimer Gesundheitstraining.

Wenn Sie mehr über den wissenschaftlichen Hintergrund und das Konzept des Hildesheimer Gesundheitstrainings erfahren wollen, so können Sie sich im zweiten und dritten Kapitel einen genaueren Überblick darüber verschaffen.

Falls aber schon in der nächsten Zeit medizinische Krebstherapien anstehen und Sie sich diese erleichtern möchten, so schauen Sie sich doch das CD-System zur Begleitung von Krebstherapien[1] einmal an (klinisch getestet, vielfach verwendet, hervorragendes Feedback: „Ich fühle mich behütet und geschützt").

Prof. Dr. Gerhart Unterberger, Hildesheim, Juni 2011

Vorwort für psychoonkologisch Tätige

An der HAWK Hildesheim/Holzminden/Göttingen hat ein interdisziplinäres Team in den letzten 15 Jahren eine Gruppe von mentalen Gesundheitstrainings für die großen chronischen Erkrankungen sowie für die Stressbewältigung entwickelt und in Zusammenarbeit mit Kliniken und anderen Einrichtungen erfolgreich evaluiert.

In allen Formen des Hildesheimer Gesundheitstrainings kommen die Teilnehmenden zu einem tiefen Verständnis der sozialen, psychischen und physischen Zusammenhänge, die den natürlichen Zustand von Gesundheit begleiten oder aber Krankheiten begünstigen können. Die Teilnehmenden werden unterstützt bei der Suche nach ihren persönlichen Zielen, lernen konstruktiv mit Überlastungsgefühlen umzugehen und bessere Alternativen zu entwerfen. Sie lernen ihre Gesundheit zu fördern, Blockaden der Selbstheilung - etwa durch massiven Stress - abzubauen und Heilungsprozesse mental zu unterstützen. Und sie nehmen die Veränderungen und viele mentale Übungen in den Alltag mit.

Mit dem Hildesheimer Gesundheitstraining für die Onkologie können Sie erfahrungsgemäß gerade dann Ihren Krebspatienten weiterhelfen, wenn sie gegen Ende oder nach der medizinischen Behandlung das Gefühl haben „in ein tiefes Loch zu fallen". Welchen Beitrag zu Lebensqualität und Gesundheit ein mentales Training liefern kann, können Sie mit Hilfe dieser Broschüre abschätzen; sie bietet Ihnen

---

[1] Siehe www.hildesheimer-gesundheitstraining.de

Informationen über ein klinisch geprüftes System, das die anspruchsvolle Arbeit mit onkologischen Patienten wirksam unterstützen kann. Sie gewinnen einen Überblick über das Konzept, das komplexe Trainingsmaterial, über wissenschaftliche Hintergründe und wesentliche Forschungsergebnisse. Mit dem CD-System zur Begleitung von Krebstherapien können Sie ein zusätzliches Mittel einsetzen, onkologische Patienten während der medizinischen Therapie noch intensiver psychologisch zu betreuen.

Falls Sie aber etwas suchen, damit Sie bzw. Ihre Mitarbeiter besser mit hohen Belastungen fertig werden, empfehle ich Ihnen, sich die Gesundheitssupervision[2] näher anzuschauen.

Wir freuen uns, wenn wir Ihnen und Ihren Patienten neue wirkungsvolle Optionen eröffnen können.

Und noch eines ist von Bedeutung: Das Potential - die Chancen und die Risiken - der mentalen Verfahren ist zu groß, um sie weitgehend klinisch nicht getesteten alternativen Therapiekonzepten zu überlassen.

Prof. Dr. Gerhart Unterberger, Hildesheim, Juni 2011

Unser Dank

Ohne die großzügige Spende von 100.000 Euro von Herrn Gerhardt Höpker, Dipl. Soz. (Offenbach/Main) aus dem Nachlass von Frau Charlotte Kohn (Frankfurt) hätten wir weder das onkologische HGT weiterentwickeln und empirisch forschend evaluieren noch diese Broschüre veröffentlichen können. Ihnen gilt unser herzlicher Dank. Wir hoffen und wünschen uns, dass unsere Arbeit Menschen, die an Krebs erkrankt sind, ganz in ihrem Sinn zu mehr Gesundheit und Lebensqualität verhelfen kann.

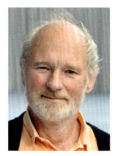

[2] Siehe www.hildesheimer-gesundheitstraining.de

1. Krebs und mentales Training

1.1 Anmerkungen zu Krebserkrankungen

Einleitung

Es gibt Vorurteile über Krebserkrankungen, die einfach falsch sind und die wir gleich anfangs richtig stellen möchten:

Krebs ist nicht unheilbar, im Gegenteil, er ist häufig heilbar - insbesondere wenn er früh entdeckt wird - und mit jedem Jahr der Forschung wachsen die Chancen auf Heilung.

Krebs bedeutet nicht zwangsläufig schlechte Lebensqualität

Neben den klassischen medizinischen Standbeinen Operation, Chemotherapie, Bestrahlung und neuen Therapien, die den Tumor möglichst vollständig vernichten sollen, hilft eine breite Palette von Maßnahmen dabei mit all dem fertig zu werden. Sie lindern krankheitsbedingte Beschwerden, verringern die Nebenwirkungen dieser Therapien, stärken das Immunsystem und erhalten die Lebensqualität.

Was ist Krebs und wie entsteht er?

Krebs entsteht, wenn sich Körperzellen aufgrund von winzigen Veränderungen ihres Bauplans ungebremst vermehren. Sie ändern dadurch ihr gewohntes Erscheinungsbild und dringen über die Grenzen ihres ursprünglichen Zellverbandes hinaus in andere Zell- oder Gewebsverbände ein und zerstören sie. Zellen des ursprünglichen Tumors können sich aus ihrem Verbund lösen und gelangen über den Blutweg oder die Lymphbahnen in andere Organe. Dort können sie sich ansiedeln und zu Metastasen führen.

Nach wie vor sind die Ursachen einer Krebserkrankung nicht genau bekannt, die Molekularbiologie und die Gentechnologie haben jedoch zu einem neuen Verständnis der Krebsentstehung geführt. So konnte man zum Beispiel nachweisen, dass sich ein Tumor aus einer einzigen Ausgangszelle entwickelt. Zwischen der Entartung der Zelle und dem Auftreten von Krebs liegen in der Regel Jahre oder sogar Jahrzehnte. Meistens sind beim Entstehen von Krebs eine ganze Reihe komplex miteinander verknüpfter Faktoren beteiligt – sowohl körpereigene als auch umweltbedingte. Wichtige innere Ursachen sind eine erbliche Disposition und eine gestörte Immunfunktion. Zu den äußeren Faktoren zählen Viren, chemische Stoffe in der Umwelt sowie schädliche Strahlen. Solche schädigenden Faktoren können Körperzellen genetisch so verändern, dass bestimmte Mechanismen ausfallen, die normalerweise vor Krebs schützen.

Die Rolle des Immunsystems beim Entstehen bzw. Verhindern von Krebs ist noch nicht völlig geklärt. Bekannt ist, dass eine Schädigung des Immunsystems die Krebsentstehung fördern kann. Wenn auch nur selten eine Immunschwäche als Ursache in Frage kommt, so ist doch das Immunsystem eine wichtige Komponente im komplizierten Geflecht der Einflussfaktoren.

Ebenso gesichert ist, dass es wichtig für den Heilungsprozess sein kann das Immunsystem zu unterstützen. Denn das Immunsystem ist grundsätzlich in der Lage, entartete Zellen zu erkennen und erfolgreich zu bekämpfen. Dies ist ein Befund aus der Psychoneuro-immunologie (PNI).

Weitere Details:

Besonders drei Gruppen von Genen sind bei der Entstehung von Krebs häufig verändert: Die Onkogene, die Tumorsuppressorgene und die Reparaturgene. Onkogene und Tumorsuppressorgene kommen in allen gesunden Zellen vor. In einem genau ausgeklügelten Funktionsmechanismus sind die Onkogene für das Zellwachstum und die Zellreifung zuständig. Tumorsuppressorgene hingegen unterdrücken diese Funktion. Wenn dieses fein aufeinander abgestimmte System außer Kontrolle gerät, wird die Zellreifung gestört und über ein unkontrolliertes Wachstum der Zellen entsteht der Tumor.

Man hat diese Funktionen bildlich mit Gaspedal und Bremse in einem Auto verglichen. Die Onkogene sind in diesem Beispiel das Gaspedal und die Tumorsupressorgene die Bremse. Wird das Gaspedal zu fest gedrückt (Veränderung eines Onkogens) oder versagen die Bremsen (Veränderung eines Tumorsuppressorgens), gerät der Wagen, hier die Zelle, außer Kontrolle und wird beschädigt. Reparaturgene erkennen normalerweise einen solchen Schaden und die Fehlfunktion und sorgen dafür, dass die Gene sofort repariert werden. Allerdings können auch die Reparaturgene selbst geschädigt werden. Man schätzt, dass es mindestens 50 unterschiedliche Tumorsuppressorgene gibt. Am bekanntesten sind bislang die Gene p53 und p16 . P 53 z. B. unterbricht bei einem Gendefekt in einer Zelle deren Zellteilung solange, bis der Defekt repariert ist. Gelingt dies nicht, etwa weil p53 beschädigt oder mutiert ist, greift dann ein weiteres Sicherungssystem ein, der programmierter Zelltod, die sogenannte Apoptose. Sie verhindert, dass ein irreparabler genetischer Schaden bei der nächsten Zellteilung weitergegeben wird. Allerdings kann auch dieser Sicherheitsmechanismus wiederum geschädigt werden und als Schutz vor einer Tumorentstehung ausfallen.

Ein einzelner Defekt führt in der Regel noch nicht zu einem bösartigen Tumor. Meistens müssen für die Entstehung von Krebs mehr als zwei Gene defekt sein. Einige Menschen haben eine solche Genveränderung bereits geerbt; ihr Risiko, an Krebs zu erkranken, ist dann erhöht. Dies kann eine Ursache für familiär gehäuft auftretende Krebserkrankungen (zum Teil auch bei Brustkrebs) sein. Die Anzahl betroffener Menschen ist aber relativ klein.

Man geht heute davon aus, dass die Veränderung eines Wächtergens, wie p53, die primäre Ursache der Krebsentstehung ist. Entweder wird es bei einer Zellteilung falsch kopiert oder es ist - seltener - mutiert. Dieses Gen kann dann die Teilung der Zelle, für die es verantwortlich ist, nicht mehr korrekt begleiten, sodass in der nächsten Zellgeneration weitere Defekte entstehen können. Schließlich vermehren sich die genetisch veränderten Zellen unaufhörlich und wachsen ungehemmt. Dabei kann sich die DNA auch an anderen Stellen verändern und die Funktion der Zelle beeinträchtigen. Z. B. können diese Zellen die Fähigkeit erwerben, unter Sauerstoffmangel zu überleben und eigene Blutgefäße zu bilden um sich so besser versorgen zu können. Dies kann die therapeutischen Möglichkeiten stark beeinträchtigen. Letztlich aber stellt die Fähigkeit einer entarteten Zelle, sich vom Tumor abzuspalten und in anderen Organen anzusiedeln, die größte Gefahr dar. Mehr als 90 % jener Krebspatienten, die an der Krankheit versterben, sterben nicht am Primärtumor sondern an Metastasen.

1.2 Wie kann Krebs geheilt oder sein Wachstum gehemmt werden?

Maßnahmen, die den Krebs bekämpfen

Wie wird der Krebs bekämpft und welche Nebenwirkungen kann dies haben? Da es noch nicht möglich ist, eine Tumorzelle in eine normale Gewebezelle zurück zu verwandeln, verbleibt als einzige Möglichkeit, den Krebs komplett zu vernichten oder zumindest in seinem Wachstum zu hemmen. Dies geschieht im Wesentlichen durch die folgenden Verfahren:

- Operation
- Chemotherapie
- Bestrahlung, sowie
- neue innovative Therapiemaßnahmen.

Operation

Die operative Entfernung des Tumors ist seit jeher die wichtigste therapeutische Maßnahme. Es wird nur soviel Gewebe weggenommen, wie nötig ist, um den Tumor mit maximaler Sicherheit zu entfernen. Während früher beispielsweise bei Brustkrebs die ganze Brust und weiteres angrenzendes Gewebe entfernt wurde, kann heutzutage oft die Brust erhalten werden. Auch wurden die Operationsrisiken immer weiter verringert, sodass heute viel mehr Patienten geheilt werden können.

Mögliche Nebenwirkungen der Operation

Trotz aller Fortschritte ist eine Operation immer noch ein Eingriff in die Unversehrtheit des Körpers. Der Körper kann nach einer Operation zumindest teilweise entstellt und manchmal auch in seiner Funktion dauerhaft beeinträchtigt sein. Es kommt auch vor, dass Frauen nach einer Brustoperation und Männer nach einer Prostataoperation Probleme in der Partnerschaft bekommen.

Chemotherapie

In der Regel wird zur Behandlung von Krebs auch eine Chemotherapie durchgeführt. Sie soll im Körper eventuell noch vorhandene bösartige Zellen gezielt im Wachstum hemmen bzw. im günstigsten Fall vernichten. So kann sie etwa vorbeugend verhindern, dass Metastasen entstehen.

Dazu werden Medikamente (sogenannte Chemotherapeutika bzw. Zytostatika) gegeben, die auf alle Zellen – sowohl die gesunden Zellen als auch die Krebszellen – einwirken. Sie greifen in den Zellteilungsprozess ein und stoppen das Wachstum der Zellen oder verhindern eine weitere Vermehrung. Da sich Tumorzellen ständig und relativ schnell teilen und dadurch vermehren, werden bevorzugt Tumorzellen angegriffen und gesunde Zellen halten diesen Medikamenten stand.

Eine Chemotherapie schließt sich meistens an eine Operation an und wird ambulant durchgeführt. Sie wird in regelmäßigen Abständen von drei oder vier Wochen, gelegentlich auch in kürzeren Abständen, und in aller Regel als Infusion („Tropf") gegeben. Meist besteht eine chemotherapeutische Behandlung aus drei bis sechs Zyklen.

Mögliche Nebenwirkungen der Chemotherapie

Ärzte sind verpflichtet, ihre Patienten mit allen Risiken und möglichen Nebenwirkungen einer Therapie bekannt zu machen. Das hat den Vorteil, dass sich Patienten gut informiert für eine Therapie entscheiden können, und den Nachteil, dass Erwartungen entstehen können wie: „Diese (oder jene) Nebenwirkung wird bei mir auftreten." Welchen Einfluss aber die Erwartung haben kann, zeigt sich in klinischen Studien zu Chemotherapien: Auch in den Kontrollgruppen, die gar keinen Wirkstoff, sondern nur ein Scheinmedikament bekommen hatten, gab es Menschen, die unter der Nebenwirkung Haarausfall litten.

So können wir Patienten nur empfehlen, sich einfach überraschen zu lassen, ob eine Nebenwirkung bei Ihnen überhaupt auftreten wird. Und wenn sie sie bemerken, dann können sie alle ihre Fähigkeiten, unterstützt durch Trancen aus dem HGT oder dem Therapiebegleitsystem, nutzen um sie möglichst klein zu halten.

Eine Therapie mit Zytostatika kann sich erheblich auf das Befinden auswirken, da die zellhemmenden Stoffe im ganzen Körper verteilt werden. So können sie Tumorzellen, die möglicherweise irgendwo im Körper angesiedelt sind, erreichen, sie beeinflussen allerdings auch gesunde Zellen, wenngleich in sehr viel geringerem Ausmaß. Je nach Art und Dosis des Medikamentes können sehr unterschiedliche Nebenwirkungen auftreten.

Regelmäßige Untersuchungen und Blutbildkontrollen sorgen während einer Chemotherapie dafür, dass möglichen Risiken in Bezug auf Herz, Nieren oder Knochenmark rechtzeitig begegnet werden kann.

Zu den Nebenwirkungen einiger Chemotherapien zählt der Haarausfall, der manche Patientinnen sehr bedrückt. Wichtig zu wissen ist, dass die Haare nach dem Ende der Chemotherapie stets wieder nachwachsen.

Auch Übelkeit und Erbrechen können auftreten – entweder direkt am Therapietag oder verzögert an den Folgetagen, zuweilen auch vor einer Chemotherapiesitzung. Letzteres kommt vor, wenn die Übelkeit schon bei einer der letzten Sitzungen auftrat und somit, als konditionierte Reaktion, erlernt wurde. Das ist mit Medikamenten schwer anzugehen, kann aber mit psychologischen Mitteln wieder verlernt werden.

Ob es überhaupt zu Übelkeit und Erbrechen kommt, hängt vom Medikament, von Dosis und Anwendung sowie von der individuellen Empfindlichkeit ab. Das kann sogar von Chemotherapiesitzung zu Chemotherapiesitzung sehr unterschiedlich sein. Da es mehr als 50 verschiedene Medikamente für die Chemotherapie gibt, kann man diejenigen auswählen, die am besten vertragen werden.

Bestrahlungstherapie

Zur Behandlung einer Krebserkrankung kann auch eine Bestrahlungstherapie notwendig sein. Die ionisierenden Strahlen sollen krankhaft veränderte Zellen gezielt zerstören. Meist ist Krebsgewebe nämlich empfindlicher gegen ionisierende Strahlen als gesundes Gewebe. Je mehr es sich in seiner Empfindlichkeit vom gesunden Gewebe unterscheidet, desto besser sind die Chancen, den Tumor durch die Bestrahlung zu zerstören und dabei das gesunde Nachbargewebe wenig zu beeinflussen. Abhängig von der Tumorart wird mit Röntgenstrahlen, Gammastrahlen oder schnellen Elektronen therapiert.

Mögliche Nebenwirkungen der Bestrahlungstherapie

Dennoch wird bei der Bestrahlung immer auch gesundes Gewebe mitbehandelt und – zumindest vorübergehend – geschädigt. Mit einer computergestützten und sehr aufwändigen Bestrahlungsplanung und -überwachung lassen sich Nebenwirkungen stark verringern, aber nicht immer ganz vermeiden. Je nach Tumorart und Bestrahlungsintensität können Nebenwirkungen während der Therapie oder als Spätfolgen (ein halbes bis ein Jahr später) auftreten.

Häufig reagiert die bestrahlte Haut mit Trockenheit, leichter Rötung und Entzündungen; stärkere Hautreizungen mit Rissen und nässenden Wunden sind hingegen selten. Relativ häufig macht sich ein Strahlenkater durch Kopfschmerzen, leichte Übelkeit und Erbrechen bzw. Müdigkeit bemerkbar. Seltener wird Appetitlosigkeit, Gewichtsverlust und eine Verringerung von weißen Blutkörperchen und Blutplättchen beobachtet. Bei der Bestrahlung der Brust können vorübergehend auch Schluckbeschwerden sowie eine Reizung der Speiseröhre auftreten. Auch mitbestrahlte Lungenabschnitte können sich gelegentlich entzünden.

Im weiteren Verlauf kann die Haut dunkel pigmentiert werden, bestrahlte Haut- und Unterhautgewebe und Muskeln können sich verhärten und schrumpfen und Gewebswasser kann sich ansammeln. Wird eine Brust bestrahlt, können auch Formveränderungen sowie Lymphödeme des Armes auftreten. Dauerhafte schwerwiegende Probleme sind jedoch selten.

Neue innovative Therapieformen

Die geschilderten klassischen Methoden Operation, Chemotherapie und Bestrahlung haben das Ziel, den Tumor zu vernichten. Leider gelingt dies nur begrenzt und ist abhängig von der Größe des Tumors, seiner Ausbreitung im Körper und seiner Aggressivität. Daneben entwickelte die Medizin in den letzten Jahren neue Therapien, die zur Zeit nur zusätzlich eingesetzt werden und die konventionellen Methoden nicht – oder vielleicht noch nicht – ersetzen können. Auf diese Therapien werden wir hier nur kurz eingehen. Gemeinsam ist ihnen, dass sie biologische Systeme blockieren, die die Steuerung des lokalen Tumorwachstums und die Bildung von Metastasen beeinflussen.

Solche Therapieformen sind z. B.:
- Hormone und Antihormone,
- Zytokine (Botenstoffe im menschlichen Körper),
- Antikörper,
- Faktoren, die die tumoreigene Bildung von Blutgefäßen verhindern und
- molekulare Therapieverfahren, die gezielt Si-

gnalwege der Krebszellen blockieren, um das Wachstum, die Metastasierung, die Gefäßneubildung und die Resistenzentwicklung gegen Chemotherapeutika zu unterbinden. Sie unterbrechen Signalwege an entscheidenden Stellen und können so ihre tumorhemmende Wirkung entfalten.

Maßnahmen, die Organismus und Immunsystem stärken

Die Erkrankung und die beschriebenen Nebenwirkungen können die Lebensqualität der Betroffenen stark einschränken. Hier helfen unterstützende Therapien. Diese Maßnahmen sollen Symptome und Nebenwirkungen lindern und dadurch zu mehr Lebensqualität führen.

Konventionelle unterstützende Maßnahmen:

- Wachstumsfaktoren: Sie werden dann gegeben, wenn z. B. die Chemotherapie die weißen Blutkörperchen, die für die Abwehr zuständig sind, stark reduziert hat.
- Erythropoetin: Ein Wachstumsfaktor für die roten Blutkörperchen, wenn diese durch die Erkrankung oder Therapie stark reduziert sind.
- Bluttransfusionen: Wenn durch die Erkrankung eine Blutarmut entsteht.
- Antiemetika: Dies sind Mittel gegen Übelkeit und Erbrechen.
- Schmerzmittel

Ergänzende unterstützende Maßnahmen:

Sie stammen häufig aus der Erfahrungsmedizin und der Naturheilkunde, oft wird auch von einer ganzheitlichen Krebstherapie gesprochen. Da es sich um ein weites Feld handelt, das auch gelegentlich den Ruf der Unseriosität hat, wollen wir hier nur wissenschaftlich geprüfte Methoden aufführen. Dazu zählen:

- Ernährungsmedizinische Maßnahmen: Besonders durch die Chemotherapie, aber auch durch die Erkrankung selbst können erhebliche Nahrungsdefizite entstehen. Eine gesunde, ausgewogene Ernährung trägt zur Erhaltung der Lebensqualität in hohem Maße bei.
- Mikronährstofftherapie: Therapie mit Vitaminen, Spurenelementen, wie Selen, Mineralstoffen, Probiotika, sekundären Pflanzenstoffen etc.. Durch die konventionellen therapeutischen Maßnahmen entstehen massenhaft freie Radikale, die zu Zellschäden führen und mit diesen Maßnahmen verringert werden können.
- Misteltherapie
- Therapie mit Peptiden (Leber-Milz-Peptide, Thymus-Peptide)
- Sport und Bewegung: Sehr positive Wirkungen zeigen sich auch bei mittlerem sportlichen Training, das gerade in der Phase der Rehabilitation einen wichtigen Beitrag zu Fitness und Lebensqualität leisten kann. Speziell für „sportferne" Patientinnen hat unser Team an der HAWK ein Tanz- und Bewegungsmodul entwickelt, damit auch sie die positiven Wirkungen von Sport erleben.[3]

---

[3] Siehe Anhang: Modul B – das Bewegungsmodul zum Hildesheimer Gesundheitstraining

1.3 Warum psychologische Interventionen bei Krebs?

Lange Zeit tat sich die Medizin[4] sehr schwer damit, dass psychologische Faktoren, also das Denken und Fühlen, auch für die Krebstherapie von Bedeutung sind. Dies ändert sich nun unter dem Einfluss der Psychoneuroimmunologie langsam. Sie erforscht die Kommunikation zwischen dem Gehirn und dem Immunsystem und damit auch den Einfluss von Denken und Fühlen auf Erkrankungs- und Heilungsprozesse, auf die Fähigkeit des Körpers, Krankheiten abzuwehren und zu heilen.

Das Immunsystem ist lernfähig und kommuniziert mit dem Gehirn

Eine der Wurzeln der Psychoneuroimmunologie ist die Arbeit des russischen Physiologen Matalnikow, der in den 1930er Jahren am Pasteur-Institut in Paris arbeitete. Er wies nach, dass das Immunsystem von Labormäusen trainierbar ist. Ähnlich wie es Pawlow gelungen war, den Organismus von Hunden dazu zu bringen, beim Anschlagen einer Glocke Speichel und Magensaft zu produzieren, konnte Matalnikow in seinen Experimenten die Konzentration der weißen Blutkörperchen seiner Labormäuse durch akustische Signalreize verändern. Daraus musste gefolgert werden, dass die Tätigkeit des Immunsystems auch von psychischen Faktoren abhängig ist.

Erkrankung, Diagnose und Therapien können sehr belastend sein

Eine Tumorerkrankung bedeutet für viele eine existentielle Bedrohung und löst häufig Gefühle wie Angst, Wut, Hilflosigkeit oder Depression aus. Die Nebenwirkungen der üblichen Therapieformen Operation, Bestrahlung und Chemotherapie verstärken diese emotionalen Reaktionen noch.

Welch schwierigen Prozess Patienten während einer Krebstherapie üblicherweise von der Mitteilung der Diagnose über die Behandlung bis hin zur Rückbildung des Tumors bzw. zur Heilung durchlaufen, wird etwa bei Stein et. al. (2003) detailliert analysiert.

Folgende Anforderungen seien etwa während der Diagnosemitteilung zu bewältigen: „Akzeptieren der Diagnose, Ertragen von heftigen Emotionen und Stress, Entscheidung über die Behandlung, Akzeptieren von Hilfe und Abhängigkeit, Mitteilung der Erkrankung im sozialen Umfeld, Anpassung und Reorganisation des Alltags".

Während der primären Behandlungsphase kämen dann noch dazu: „Akzeptanz der chronischen Erkrankung und Behandlung, aktive positive Bewertung der Behandlung, Aufbau von tragfähigen Beziehungen zum Behandlungsteam, aktive Teilnahme an der Behandlung, Integration der Behandlung in das familiäre und berufliche Leben, Ertragen von emotionalen Belastungen und Ambivalenzen, Entwicklung von Hoffnung und Zuversicht, Wiedererlangung des psychischen und körperlichen Selbst-

---

[4] Unter dem Einfluss des „Erregermodells" siehe Kapitel 2

wertgefühls."

Auch später können Sorgen und damit auch emotionale Belastungen erhalten bleiben. Manche Patienten schildern ihre Empfindungen nach Abschluss der primären Therapien, wie „in ein tiefes Loch zu fallen".

Fühlen sich Menschen aber hilflos und deprimiert, so erscheint ihnen die Zukunft unsicher und sie neigen eher dazu, Entscheidungen aufzuschieben und Dinge gar nicht erst anzugehen. Dann ist auch eine verlässliche Mitarbeit an der Behandlung oder gar eine eigene Initiative kaum zu erwarten.

Emotionale Reaktionen behindern den Heilungsprozess

Die beschriebenen Zustände beeinträchtigen nicht nur die Lebensqualität, sondern behindern zudem die Reaktionen des Immunsystems.

In Untersuchungen gibt es eine Fülle von Hinweisen, dass Heilungsprozesse durch dauerhafte beeinträchtigende Zustände, wie Depression und Hilflosigkeit, behindert werden. Es ist völlig natürlich, dass Menschen sich sorgen und ängstigen, wenn eine schwere Erkrankung ihre Zukunft in Frage stellt. Angst schützt uns, weil sie uns Gefahren anzeigt und unsere psychischen und körperlichen Leistungsreserven mobilisiert, um gefährliche Situationen zu bewältigen. Spätestens jedoch wenn die Angst uns selbst im Wege steht und zum Dauerstress wird, ist es an der Zeit, etwas gegen die Angst zu unternehmen, denn Dauerstress kann Heilungsprozesse behindern.[5]

Ein einfach ausgedrücktes Modell dafür, wie Gedanken und Gefühle die Wahrscheinlichkeit beeinflussen, an Krebs zu erkranken oder einen Rückfall zu erleiden, kann so aussehen:

Krebszellen entstehen fortwährend im Organismus, werden aber von der körpereigenen Abwehr ausfindig gemacht und vernichtet. Krebszellen können sich erst dann vermehren und zu einem Tumor anwachsen, wenn die körpereigene Abwehr so geschwächt ist, dass sie diesen Vorgang nicht mehr rechtzeitig bemerkt und bekämpft.

Das Gehirn tauscht ständig Botschaften mit dem Abwehrsystem aus. Ist das Immunsystem aktiv, so erhält es Meldung davon, und das Gehirn kann daraufhin mit eigenen Substanzen die Immunaktivität unterstützen. Bei Stress etc. kann dieser Austausch zwischen Gehirn und Abwehrsystem gestört sein. Dann wird das Immunsystem nicht mehr unterstützt; es reagiert schwächer, Krankheitsbilder können entstehen und sich verstärken.

Angst, Verzweiflung, Depression oder massiver Stress hemmen die körpereigene Abwehr, besonders wenn sie längere Zeit andauern. Dann werden Hormone freigesetzt, die die Bildung von Abwehrsubstanzen in den Immunzellen behindern[6] und das hormonelle Gleichgewicht im Körper wird gestört. Er wird dann anfälliger für krebserregende Substanzen. So entstehen Voraussetzungen, die Krebserkrankungen begünstigen.

---

[5] Den massiven Einfluss von Stress auf das Blutbild und Immunfunktionen zeigen etwa Bongartz W. (1996) oder V. Stefanski (2007) oder auch B. L. Anderson in verschiedenen Veröffentlichungen.

[6] Siehe auch bei Stefanski (2007)

Viele Patienten unterstützen Heilungsprozesse nicht mental

Viele Patienten befassen sich, wenn sie nicht entsprechend betreut werden, vor allem mit ihren Sorgen und ihren Vorstellungen (Imaginationen) eines negativen Verlaufs.

Wie sich dies im ungünstigsten Fall auswirken kann, berichtet J. Achterberg:
„Mein Mann machte eine seiner frühen Erfahrungen mit der (in diesem Fall) mörderischen Kraft der Imagination, als er Zeuge wurde, wie eine Frau, bei der die Probeexzision des Brustgewebes den Verdacht auf Krebs bestätigt hatte, innerhalb von Stunden starb.
Die Familie und der Ärztestab standen fassungslos an ihrem Bett. Was war die Todesursache? Mit Sicherheit nicht der Krebs. In seinen frühen Stadien ist Krebs nicht tödlich. Es war mehr als wahrscheinlich, dass die Todesursache nie im Bericht des Leichenbeschauers auftauchen würde: Tod auf Grund zu lebhafter Vorstellungskraft. Diese Frau hatte ihre Mutter eine lange, qualvolle Zeit gepflegt – sie litt an der selben Krankheit – und hatte sich geschworen, dass sie selbst es nie soweit würde kommen lassen. Während sie die Diagnose geistig verarbeitete, stellte der Körper seine lebenswichtigen Funktionen ein. Andererseits kennt jeder, der mit der Welt der Medizin Kontakt hat, wenigstens eine Geschichte von einem Patienten, der vom Chirurg wieder „zugenäht" und nach Hause geschickt wurde, um dort zu sterben. Und der einfach nicht starb." (Achterberg 1994, S 105f.)

Wenn aber ein Krebspatient nicht vor der Erkrankung erstarrt wie das berühmte Kaninchen vor der Schlange, sondern aktiv seinen Körper dabei unterstützt, alle seine Ressourcen zu bündeln, so wirkt sich dies zudem positiv auf seine Stimmung, das Selbstvertrauen und das Vertrauen zum eigenen Körper aus. Das nimmt auch ein Stück weit den regelmäßigen (häufig ängstigenden) Kontrolluntersuchungen den Schrecken.

1.4 Ziele und Mittel mentalen Trainings

Ob Psychotherapie dazu beiträgt, dass eine Krebserkrankung geheilt wird, dass ein Rückfall unwahrscheinlicher wird und die Lebensdauer steigt, wird kontrovers diskutiert.
Unbestritten ist jedoch, dass psychologische Interventionen die vielfältigen emotionalen und sozialen Folgen der Erkrankung mildern. Sie ermöglichen es Betroffenen, mit Mut und Perspektiven in die Zukunft zu gehen.
Sieht man sich Studien zu den Therapieeffekten genauer an, so spricht viel dafür, dass bei Brustkrebs im Stadium I bis III, der genauer untersucht wurde, psychologische Interventionen zur Lebenszeitverlängerung oder Heilung beitragen – siehe etwa B. L. Andersen u. a. (2010). Ähnliche Effekte bei anderen Tumorformen zeigen Küchler u. a. (1996) auf.
Offen bleibt dabei nur, ob diese Effekte direkt auf psychologische Interventionen, wie Imaginationen[7], und die positive Umstimmung und Stressminde-

---

[7] Imaginationen: Spezielle innere Bilder, genauer Ton-Fühl-Filme, die psychische Prozesse verändern oder Botschaften an den Körper, insbesondere das Immunsystem, übermitteln sollen.

rung zurückzuführen sind. Oder ob die psychologischen Interventionen etwa zu einer besseren Mitarbeit (Compliance) in der Nachsorge, zur besseren Kommunikation mit den Ärzten sowie zur besseren Ernährung und gesünderen Lebensführung beitragen und so indirekt diese Effekte bewirken.

Wir sind der festen Überzeugung, dass beide Wirkungen psychologischer Interventionen zusammenkommen. Die positive Umstimmung, die Stressminderung und die selbsthypnotische Arbeit mit Imaginationen haben Auswirkungen auf die Abwehrleistung und die Gesundung. Dazu kommen in der Folge noch die bessere Compliance, bessere Kommunikation mit den Ärzten, bessere Ernährung und gesündere Lebensführung als zusätzliche Faktoren.

Für die positive Wirkung der Umstimmung und Stressminderung sprechen auch Tierexperimente. V. Stefanski (2007) zeigt den Mechanismus, wie Stress, und zwar über die Ausschüttung von Katecholaminen, die Leistung der natürlichen Killerzellen beeinträchtigt und damit das Risiko von Metastasen stark erhöht.

Nach J. Achterberg sind bei allen mentalen Heilungsstrategien, auch bei den schamanischen, Imaginationen, innere „Ton-Fühl-Filme[8]", die entscheidenden Elemente, die Wirkungen auf den Körper und das Immunsystem auslösen. Für die Wirkung von Imaginationen finden sich viele Beispiele in ihren Veröffentlichungen sowie in den Büchern „Tod durch Vorstellungskraft" und „Selbstheilung durch Vorstellungskraft" von G. B. Schmid (2010).

1. Ziel: Positive Grundstimmung statt Stress oder Depression

Es kann schon eine anspruchsvolle Aufgabe sein, zu akzeptieren, wie sich das Leben durch die Erkrankung und die Therapie verändert, welche Verluste, welche Schmerzen und welches Leid man möglicherweise in Kauf nehmen muss. Und gleichzeitig soll man wieder in einen kraftvollen und gefassten Zustand kommen...

Ein erster Schritt in diese Umstimmung kann es sein, auch unter ungünstigen Umständen, etwa im Klinikalltag, einige Zeit abzuschalten und, etwa unterstützt von Trancen auf CDs, tiefe Ruhe und Entspannung zu erleben. Im nächsten Schritt sind psychologische Strategien hilfreich, damit Patienten sich auch in schwierigen Zeiten von unnötigen Belastungen, negativen Gefühlen und Stress befreien können. Es gibt mehr Sicherheit und ein gutes Gefühl, wenn man es selber in der Hand hat, Sorgen vor einem Rückfall zu begrenzen und gefasst den Risiken ins Auge zu blicken. So kann man sich ein Stück weit vor depressiven Verstimmungen oder extremen Stressreaktionen und den entsprechend gedämpften Immunreaktionen schützen. Dann hat man Spielraum für Phasen von tiefer Ruhe und von Lebendigkeit und kann sich leichter mit dem befassen, was einem im Leben wirklich wichtig ist.

Auch folgen Rückfälle häufig auf dramatische Le-

---

[8] Ton-Fühl-Filme: Diesen Ausdruck verwenden wir in Anlehnung an den Schweizer Psychiater Luc Ciompi. Ton-Fühl-Filme verstehen wir als Denkprozesse i ühl-Filme stehen in enger Wechselwirkung zu den Emotionen und emotionalen Körperreaktionen.

bensereignisse. Es steht zu erwarten, dass Menschen mit solchen Ressourcen dramatische Lebensereignisse besser bewältigen können und damit auch bessere Chancen haben, gesund zu bleiben.

Die folgende Graphik deutet, in Anlehnung an Rossi (1991), an, wie sich eine positive Grundstimmung mit tiefer Entspannung und Lebendigkeit im Wechsel auf Heilungsvorgänge auswirken kann. Sie beschleunigt die Erholung und schafft Bedingungen, unter denen es dem Körper und dem Immunsystem leichter fällt, mit der Erkrankung fertig zu werden.

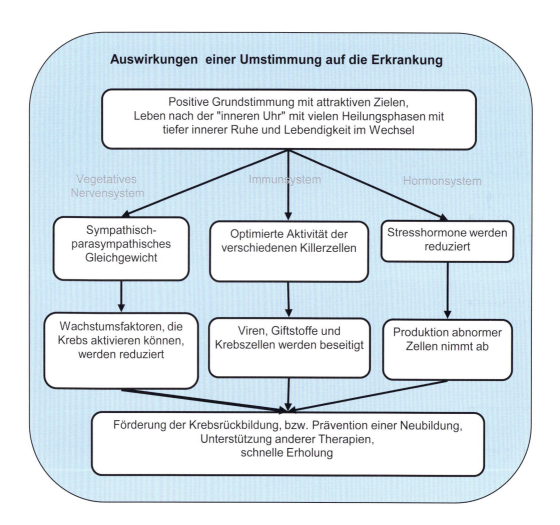

Wie lässt sich eine positive Grundstimmung erreichen?

Einige Beispiele aus dem Hildesheimer Gesundheitstraining für die Onkologie können dies verdeutlichen.

Wahrnehmungs- und Denkstrategien: Hin zu klaren persönlichen Zielen

Manche Erkrankte konzentrieren sich sehr stark auf Probleme und sind gefangen in Ängsten, Sorgen und Horrorvorstellungen, denken in der eingeschränkten Weise, die Ciompi (1997) als „Angstlogik" bezeichnet.

Andere wissen zwar sehr genau, welche Beschwerden sie nicht wollen, haben aber kein klares attraktives Ziel, keine konkrete Vorstellung davon, was sie stattdessen wollen.

Nun wären aber klare attraktive Ziele sehr kraftvolle Motive für notwendige Veränderungen. Wer weiß, wofür es sich lohnt, vermag auf dem Weg dorthin auch schwere Zeiten und belastende Therapien leichter zu verkraften.

Deshalb hat im HGT die persönliche Vision von der Zukunft einen zentralen Stellenwert. Die schwere Erkrankung wird damit zum Anlass, sich darauf zu besinnen, was dem eigenen Leben einen Sinn gibt. Diese Vision wird in mehreren Schritten anhand von Übungen und Trancen entwickelt und, individuell formuliert, in leichter Trance intensiv erlebt.

Statt dass „Krebs den Bildschirm füllt", befassen sich Teilnehmende mit dem, was ihnen wirklich wichtig ist, ihrer Vision und ihren Ideen, wie sie Hindernisse auf dem Weg dorthin überwinden können. Statt vor der Erkrankung und der Therapie wie das Kaninchen vor der Schlange zu sitzen, kommen viele dazu, dies als ein (zweifellos gefährliches) Abenteuer zu betrachten, das man mit Glück und Geschick gut übersteht.

Diese Sichtweise „Therapie als Abenteuer" oder eine ähnliche, die noch besser passt, hilft auch über Klippen auf dem weiteren Weg hinweg und fördert es, eigenständig an der Therapie mitzuarbeiten und voll hinter Maßnahmen zu stehen, zu denen man sich gemeinsam mit den betreuenden Ärzten entschlossen hat. Dann können diese Maßnahmen ihre heilende Wirkung voll entfalten, im Idealfall noch verstärkt durch Placebowirkungen.

Zentrale Denkinhalte („Überzeugungen")

Überzeugungen wie „Ich bin hilflos" oder "Ich verdiene keine Hilfe" wirken sich sehr negativ auf die Stimmung und die Motivation aus, eine Therapie erfolgreich durchzustehen. Ziel der Arbeit an solchen Überzeugungen ist es, dass die betreffenden Menschen ihre Fähigkeiten, die Stärken ihres Körpers und ihres Immunsystems schätzen lernen und für den Heilungsprozess mit Verantwortung übernehmen.

Dies führt zu neuen Überzeugungen

- weg vom „Ausgeliefertsein" hin zu „Selbstvertrauen" und „Selbstwirksamkeit",
- weg von Überzeugungen wie „Ich bin hilflos", "Ich verdiene keine Hilfe" hin zu Überzeugungen wie „Ich übernehme die Verantwortung für

meine Gesundheit" „Ich habe eine Chance, gesund zu werden und mich wohl zu fühlen".

Grundstimmung und Aktivierung

Viele Übungen und insbesondere die tiefen Entspannungszustände und die durch Trancen erlebten Veränderungen tragen dazu bei, dass die Teilnehmenden Entspannung und Freude auch wieder im Alltag erfahren.

Die überwiegenden Emotionen ändern sich von Angst, Hilflosigkeit, Ärger hin zu Hoffnung, Neugier, Kraft und dem Spüren von Lebendigkeit.

Das tägliche Leben bewegt sich weg von Hyperaktivierung (Stress) oder Depression hin zu einer Balance und einem natürlichen inneren Rhythmus, einem ausgewogenem Wechsel von Lebendigkeit und Ruhe.

In den Studienergebnissen drückt sich das als Zunahme an Hoffnung, an Zuversicht und an Lebensqualität aus. Auch stimmen die Befragten folgenden Aussagen zu:

„Ich fühle mich ruhiger und ausgeglichener."
„Ich schlafe besser."
„Ich komme mit Stress und Belastungen besser zurecht."
„Ich kann mich körperlich besser entspannen."

2. Ziel: Die mentale Unterstützung von Heilungsprozessen.

Die Teilnehmenden lernen, sensibel und gelassen auf Botschaften des Körpers zu reagieren, denn dies schützt nicht nur vor erneutem Rückfall in massiven Stress, sondern ermöglicht es auch, frühzeitig auf krankheits- oder therapiebedingte Veränderungen zu reagieren.

Im Fokus der Vorstellung: Heilungsprozesse statt schwerer Krankheitszustände

Durch das regelmäßige Imaginieren von Heilungsvorgängen sollen Patienten die körpereigene Abwehr anregen und ihr gezielt mitteilen, was sie von ihr im Gesundungsvorgang erwarten: Krebszellen sollen als körperfremd erkannt und bekämpft werden. Gesundes Gewebe soll die Lücken schließen.

Als Beispiel eine vom Patienten entworfene Selbsthypnose[9]:

Ein Patient mit einem Sarkom sowie Leber- und Lungenmetastasen übte folgende von ihm selbst entworfene Selbsthypnose zweimal täglich, zusätzlich zu einer über sieben Monate laufenden Hypnotherapie:

- Aktivierung der Motivation: Ich nehme mir 30 Minuten für mich selbst Zeit... Ich bin von dem sicheren Gefühl getragen, dass ich dazu beitragen kann, dass es mir besser geht.
- Einstimmung auf die Selbsthypnose
- Einleitung mit Hilfe der Fokussierung auf den Atem
- Physische Tiefenentspannung
- „Mein Ort": Ich gehe in der Vorstellung an meinen Ort... ich nehme die heilende Energie

---

[9] A. Kaiser Rekkas (2007) 236f.

auf… Allein die Tumorzellen sind jetzt und im Weiteren von dieser Anreicherung ausgeschlossen. Wie Fremdkörper fristen sie ein Dasein im Dunkeln.

- Vorstellung energetisierender Ströme im Körper
- Vorstellung vom Zerfall der Tumorzellen und von der gesunden Regeneration des Gewebedefektes: In bildhaften Fantasien erlebe ich, wie die krankhaften Zellen wie von einem Laserstrahl getroffen werden. Er überfriert sie, so dass sie schwächer und schwächer, lebloser und lebloser werden… Abwehrzellen schwemmen in alle Bereiche des Körpers… Krankes Gewebe schwindet, wonach mit glattem gesundem Gewebe defekte Stellen geschlossen werden…
- Intensivierung: Ich gehe tiefer und tiefer in Trance…
- Vision des Therapieziels: Abbild meiner Person, vital, rundum gesund….
- Posthypnotische Suggestionen: …die Wirkungen verbleiben im Organismus…

Im HGT entwickeln die Teilnehmenden ihren persönlichen Ton-Fühl-Film des Schutzes und der Selbstheilung. Viele Botschaften in den Trancen und weitere Übungen unterstützen sie dabei.

Zusammenfassung: Die Logik der mentalen Interventionen

Abschließend möchten wir noch einmal graphisch verdeutlichen, welche Ziele die verschiedenen mentalen Interventionen im Hildesheimer Gesundheitstraining haben und wie sie gesundheitsfördernd zusammenwirken:

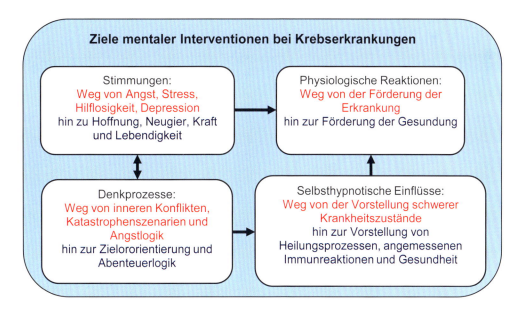

1.5 Christiane Christ: Beispiele aus den Trainingsgruppen

Einige Eckpunkte zum Hildesheimer Gesundheitstraining für die Onkologie

Um dieses Training zu entwickeln, hat die interdisziplinäre Arbeitsgruppe an der HAWK Hildesheim/Holzminden/Göttingen die speziellen Fragen und Probleme von Krebspatienten genau so berücksichtigt wie die bisher übliche, leider häufig unzureichende, Betreuung. Kritisch analysiert wurden auch das Bochumer Gesundheitstraining, das Training nach Simonton für Krebspatienten und andere psychoonkologische Verfahren, genauso wie Gruppen- und Einzeltherapien, die Krebspatienten angeboten werden. Die Erfahrungen mit diesen Verfahren flossen in die Entwicklung ein. Inzwischen liegt die Version 2.0 vor und wird aktuell wie früher die ältere Form in Kliniken evaluiert.

Entstanden ist ein Gruppentraining von neun mal drei Stunden für zehn bis zwölf Personen, die sich in der Regel einmal pro Woche treffen. Das umfangreiche Behandlungssystem umfasst Stundenentwürfe, Verfahren, Trancen und Materialien für Patienten samt fünf CDs. Das HGT verbindet Gruppenarbeit, Einzeltherapie und die selbstständige Arbeit mit Medien (CDs)[10]. Die „Einzeltherapie in der Gruppe" hat den Vorteil, dass die Teilnehmenden gemeinsam, aber jeder für sich selbst, gewissermaßen „verdeckt", an ihren speziellen Fragen und Themen arbeiten können. Viele Verfahren des HGT, wie auch die speziell entwickelten „kunstvoll vagen" Trancen, übermitteln Strategien, die Menschen jeweils auf ihre individuellen Fragestellungen anwenden können, ohne ihre Probleme offen zu legen.

Udo Lindenberg und die (Wieder-) Entdeckung von Ressourcen

In der ersten Einheit des Trainings biete ich den Teilnehmenden eine Vielfalt von Bildern in Postkartengröße an. Das soll eine erste nonverbale, teils noch unbewusste Suche nach den Zielen, den Erwartungen an das Training auslösen. Schon die Suche nach einem passenden Symbol z.B. für „Gesundheit" löst eine innere Auseinandersetzung damit aus, macht diesen Begriff handhabbar und begreifbar.

Die Orientierung des Trainings „hin zur Gesundheit" ist ein wichtiger Aspekt. Manch ein Teilnehmer äußert bereits im Vorfeld, keine Selbsthilfegruppe zu wünschen bzw. sich nicht ständig nur mit der Krankheit auseinandersetzen zu wollen („Ich weiß, wie schlecht es einem gehen kann, das muss ich mir nicht noch von den anderen anhören!"). So überrascht folgendes Resümee am Ende der ersten Einheit nicht: „Ich fühle mich wohl und gut aufgehoben, hier wird sogar gelacht, und die Zeit vergeht sehr schnell."

Ein Trainingsbaustein ist es Ressourcen und Fähigkeiten bewusst zu machen bzw. aufzufinden. Ressourcen im Sinne des HGTs sind u. a. Ruhe, Optimismus, Toleranz, Mut, Gelassenheit, Humor, Lebensfreude usw.. Problematisch kann das Auffinden entsprechender (Referenz-) Erfahrungen aus der Vergangenheit sein, wenn sich der eigene Anspruch als Blockade erweist.

Gerade das Wiederentdecken kindlicher Ressourcen

---

[10] Näheres siehe Kapitel 3

fördert die Lebensfreude und lädt die Teilnehmenden ein zu berichten: Wie viel Spaß es machte, im Wald durch das Herbstlaub zu toben, auf Baumstämmen zu balancieren, vor dem Spiegel Grimassen zu schneiden, in Pfützen zu springen, im Matsch zu spielen, sich wild im Kreis zu drehen und anschließend zu taumeln. Spannend ist dabei zu beobachten, wie sich Gesichtsausdruck und Körperhaltung beim Erzählen verändern.

Hilde berichtete, sie sei als Kind liebend gern morgens barfuß durch das nasse Gras gehüpft. Auf die Frage, was sie denn heute davon abhalte dies zu wiederholen, sagte sie nur resigniert: „Dann denken die Nachbarn, jetzt ist die Alte verrückt geworden."

Aus der Gruppe kam spontan der Vorschlag, bis zum nächsten Treffen auszuprobieren wie es ist, wenn man wie als Kind mit einem Fuß auf den Bordstein, mit dem anderen im Rinnstein geht. Beim nächsten Treffen berichteten alle Teilnehmenden, was für einen Spaß sie gehabt hätten, als sie ihr anfängliches Unwohlsein überwunden und es an mehr oder weniger belebten Straßen ausprobiert hatten.

Für Hubert war es zu Beginn wichtig, seine Ängste vor der Zukunft abzubauen und auch seine Unsicherheit, welcher Weg für ihn der richtige sei. Solche Ressourcen habe er nie bei sich erlebt, schon als Kind sei er immer schüchtern und ängstlich gewesen. Er würde sich aber gerne Gedanken machen und erst einmal den anderen zuhören.

Matthias, ein 70-Jähriger, erzählte als nächster in der Runde über seine Liebe zur Musik und wie viel Spaß es ihm mache, in der Feuerwehrkapelle Posaune zu spielen. Und wie schön dieses Gefühl der Zusammengehörigkeit sei. Es entspann sich ein Gespräch in der Gruppe über die doch sehr unterschiedlichen Musikvorlieben, die die Teilnehmenden als Jugendliche gepflegt hatten.

Plötzlich geriet auch Hubert ins Schwärmen und erzählte von seiner Begeisterung für Udo Lindenberg, der damals noch relativ unbekannt war. Er erinnerte sich, wie er aus seinem Heimatort mit Zug und Straßenbahn nach Hannover zu einem kleinen Schallplattenladen gefahren war, um sich die neue LP „Andrea Doria" zu kaufen. Während des Erzählens belebten sich seine Mimik und Gestik zusehends. „Nebenbei" erfuhr die Gruppe, dass es für ihn damals schon eine große Herausforderung gewesen war, alleine in die Großstadt zu fahren. Aber der Wunsch, als einziger in der Klasse diese Platte zu besitzen und jederzeit diese Musik hören zu können, ließen ihn seine Ängste vor der Reise überwinden. Und ebenso „nebenbei" entdeckte er damit eine Ressource, um seine aktuelle Situation zu bewältigen. Lindenbergs Song „Hinterm Horizont geht´s weiter" wurde zu seinem neuen Lebensmotto.

Zwei Bestandteile des Trainings werden an dieser Stelle noch einmal deutlich: Ziele zu finden und die Lebensfreude wiederzuentdecken.

Die Teilnehmenden entdecken, was ihnen gut tut, und beginnen es bewusst zu entwickeln und zu nutzen. Die Gruppengespräche in den Eingangsrunden sind an Gesundheit orientiert. Gruppe und

Trainingsleitung konzentrieren sich darauf, neue Lebensentwürfe zu entwickeln und weniger darauf, über Krankheit und damit verbundene Sorgen zu sprechen. Angebote im Rahmen des Trainings zur Auseinandersetzung mit Tod und Sterben lehnten die Teilnehmenden bislang ab, es überwog ihr Wunsch, sich mit Gesundheitsthemen auseinanderzusetzen.

Von der ersten Einheit an verdeutliche ich den Teilnehmenden, wie die Körperhaltung und die Gefühle zusammenhängen. Sie erfahren es während ihrer Erzählungen über angenehme Erfahrungen ja selbst, wie sich etwa Freude und Stolz auf Mimik, Gestik, und die gesamte Körperhaltung auswirkt. Und wie schwer es fällt, angenehme Gefühle und Gedanken abzurufen, wenn der Körper in sich zusammengesunken ist.

Als Trainerin hole ich mir an dieser Stelle die Erlaubnis, die Teilnehmenden in Gesprächen ausdrücklich darauf hinzuweisen. Auch dies wirkt sich darauf aus, wie sensibel die Gruppenmitglieder auf einander und auf sich selbst reagieren.

Renate berichtete in der Eingangsrunde über ihre negativen Erfahrungen mit ihrer Familie in der letzten Woche. Durch die Chemotherapie waren all ihre Haare ausgefallen. Ihre Schwiegermutter wollte sie deshalb von der anstehenden Familienfeier fernhalten, ihr Anblick könne den anderen nicht zugemutet werden. Womöglich kämen die Kinder des Schwagers auf die Idee, die eigenen Eltern könnten erkranken und sterben. Während des Erzählens wurde Renate immer leiser und sank sichtlich auf ihrem Stuhl zusammen. Die anderen Zuhörer bemerkten es und forderten Renate auf, sich zunächst einmal „vernünftig" (gemeint war „aufrecht") hinzusetzen und mit bewusst lauter Stimme mitzuteilen, wie sie diesen Affront bewerte. Erst jetzt war es Renate möglich, über ihre Wut zu sprechen und über die vielen Verletzungen, die ihr schon vor der Erkrankung zugefügt worden waren. Es war für sie eine völlig neue Erfahrung, Gefühle wie Wut zuzulassen. Bislang war es „normal", dass sie von der Familie des Ehemanns missachtet wurde, und da ihr Mann keine Anstalten machte, sie zu unterstützen, leistete sie keinen Widerstand.

Nachdem sie in weiteren Übungen einschränkende Überzeugungen (wie „Ich bin es nicht wert", „Ich muss dafür Sorge tragen, dass niemals Streit entsteht" etc.) verändert hatte, gelang es ihr zu spüren, dass es grundsätzlich möglich ist, ihr Leben zu verändern, Widerstand zu leisten und Lebensfreude zu genießen. Einige Wochen nach dem Training meldete sie sich telefonisch und berichtete, dass ihr Mann jetzt endlich zu ihr stehe und sie gemeinsam seiner Familie gegenüber Stellung beziehen würden.

Leider kommt es vor, dass andere Menschen bewusst eingesetzte Strategien zur Förderung des Wohlbefindens zunichte machen: Doris achtete in Phasen des körperlichen Unwohlseins während der Chemotherapie gezielt auf ihr Äußeres und die Körperhaltung. Dazu gehörte auch, dass sie sich sorgfältig schminkte und die Fingernägel lackierte. Nach einem Besuch bei ihrem behandelnden Arzt berichtete sie dann, dass er ihr nach der Schilderung ihres Befindens entgegnet habe: „Wenn Sie sich noch so schminken und die Fingernägel lackieren können, dann kann es ihnen gar nicht so schlecht gehen!"

Auch das Thema „Krankheitsgewinn" wird innerhalb des Trainings aufgegriffen und erfordert viel Fingerspitzengefühl, um die Teilnehmenden nicht zu verletzten oder zu verlieren.

Zur Einstimmung geht es um persönliche Bedürfnisse, Wünsche und Eigenschaften. Hierbei wird unterschieden zwischen jenen Anteilen der eigenen Persönlichkeit, die geliebt, gelebt und nach außen gezeigt werden, und den ungeliebten, ungelebten und verdrängten Anteilen. Die Teilnehmenden erkennen dabei die große Bedeutung dieser ungeliebten Anteile und fragen sich, wie sie sie leben könnten.

In einem weiteren Schritt bereite ich sie dann mit folgender Geschichte darauf vor, sich mit möglichen Gewinnen auseinanderzusetzen:

Lukas war ein 14-jähriger Junge und besuchte das Gymnasium. Nachmittags war er um 15.00 Uhr zuhause, machte seine Hausaufgaben und ging einmal in der Woche zum Tennis und zum Klavierunterricht. Beides machte ihm nach Aussagen seiner Eltern viel Spaß. Sie sorgten sich seit einigen Monaten, da Lukas zunehmend stark erkältet war, teils mit schwerer Bronchitis und Erschöpfungszuständen. In den akuten Phasen musste er im Bett bleiben und verpasste viel vom Unterricht.

In einem Gespräch ohne die Eltern erzählte Lukas, dass er eigentlich gar keine Zeit mehr habe sich mit Freunden zu treffen. Sein geliebtes Hobby war nicht Tennis oder Klavierspielen, sondern das Lesen von Abenteuerromanen. Auf meine Frage, wann er denn noch Zeit dafür habe, antwortete er: „Leider nur, wenn ich krank im Bett liege".

Die Teilnehmenden sind nach dieser Geschichte zunächst sehr berührt von den unbewussten Strategien des Jungen. Sie finden auch Zugang zu eigenen „Gewinnen": Zeit, den Garten zu genießen, eine Reise zu planen, etwas mit den Kindern zu unternehmen usw.

Renate sagte, sie hätte (ohne die Erkrankung) nie gelernt, sich gegen die Familie aufzulehnen.

Auch Nebenwirkungen wie Hitzewallungen, Schmerzen und Unwohlsein können mit Techniken des Trainings eigenständig verändert werden.

Carola hatte nach vorausgegangener Chemo ständig Schweißausbrüche und Hitzewallungen. Auch andere Teilnehmende waren neugierig, wie sich solche Phänomene im Training verändern lassen, also übte die Gruppe gemeinsam. Über hypnotische Sprachmuster und Visualisierungen gelangten sie in einen Raum auf einen Stuhl, unter dem eine wunderschöne Schale mit kleinen Eiswürfeln stand. Die Teilnehmende bewegten ihre Füße in diesem Eis, sie hörten das Knistern und Klirren der schmelzenden Würfel und spürten die Kühle an ihren Zehen und Füßen. Nach der Übung berichteten einige, dass ihnen nun kalt sei, und waren verblüfft über die Wirkung.

Am Ende des Trainings erhalten die Gruppenteilnehmer die Möglichkeit, einen Brief an sich selbst zu schreiben, in dem sie all ihre Erkenntnisse, Vorsätze und Wünsche für die Zukunft zusammenfassen. Für einige ist es sehr ungewohnt, auf diese Weise mit sich selbst in Kontakt zu treten. Dann stecken sie diesen Brief in einen Umschlag, kleben ihn zu und übergeben ihn, mit der eigenen Adresse versehen, der Trainerin. Nach etwa sechs Monaten erreicht sie dieser Brief dann zuhause.

Rückmeldungen sind häufig: „Der kam genau zum richtigen Zeitpunkt", „Der Alltag holt mich wieder ein, und der Brief hat mich an meine Fortschritte und Vorsätze im Training erinnert".

Und wie ist der Blick zurück auf das Training? Wir zitieren aus dem Brief einer Teilnehmerin:

„Im Herbst vorigen Jahres nahm ich auf eigene Initiative am Hildesheimer Gesundheitstraining teil, das für Krebspatienten organisiert worden war. ... Als ich mit dem Seminar anfing, waren die Standardtherapien bei mir abgeschlossen, ich arbeitete wieder voll, der Alltag drohte mich wieder mit seiner Routine einzukrallen und ich hatte Angst, das, was mir die Krankheit an Erkenntnissen beigebracht hatte, im Alltag aus den Augen zu verlieren. Was würde das bedeuten, würde die Krankheit wieder zuschlagen?

Ich brauchte keine Psychoanalyse, die in meiner Kindheit "herumpuhlte" und Defizite und verpasste Chancen aufdeckte. Ich brauchte Werkzeuge, Hilfsmittel, Alltagstaugliches, ich musste meine Reserven und Potentiale erkennen und aktivieren. Ich brauchte Ruhe und Kraft statt Panik und Hilflosigkeit.

Das erste Treffen war ungewohnt, die Seminarleiterin für mich nicht der magische Überflieger, nicht alle Teilnehmer gleichermaßen sympathisch und ich selbst auch in einer unsicheren Situation... Aber ich war bereit, den störenden "Restintellekt" nicht in den Vordergrund zu schieben, sondern mich einzulassen auf ein Angebot.

Ich bin dann, obwohl Anreise und Seminar immer einige Stunden des Freitags "gekostet" haben, jedesmal mit einem freudigen Gefühl gekommen und mit einem warmen Bauch und einem ruhigen Kopf wieder gegangen.

Nicht alle Werkzeuge und Hilfsmittel haben sich mir erschlossen, aber vieles von dem, was wir in dieser geballten Atmosphäre beleuchtet haben, hat lange, sehr lange nachgewirkt.

Ein sehr gutes Hilfsmittel für zu Hause waren die CDs mit Trancen, die ich nach wie vor nutze, je nachdem, ob es an Ruhe oder Kraft mangelt oder ob ich denke, dass die Selbstheilungskräfte einen zusätzlichen Schub brauchen. Die Folge ist fast immer eine ganze tiefe Entspannung und gleichzeitig eine Art Kräftigung oder Elan.

Die Tatsache, dass die Trainerin nicht der Guru war, hat sich im Endeffekt für mich als positiv erwiesen, weil keine Abhängigkeit zwischen Wirkung der Methode und "Magie des Leiters" entstand (etwas, das dann zu Hause seine Wirkung zwangsweise verloren hätte). Wir waren eher auf uns selbst zurückgeworfen und das war gut so. Die Arbeit in der Gruppe war so diskret organisiert, dass niemand sich entblößen musste. Die erforderlichen Vorstellungen konnten immer 'in Gedanken' stattfinden und mussten nicht zwangsweise geoutet werden.

Das Training hat mir Werkzeuge und Möglichkeiten aufgezeigt, um das, was mir die Krankheit an 'Krankheitsgewinn' beschert hatte, auch ohne erneute Erkrankung in meinem Alltag wirksam werden zu lassen. Außerdem sind viele der Gedanken, die das Training angeschubst hat, schrittweise in so einer Art langsamer Lawine gereift. Mein Blickwinkel hat sich erweitert, ich traue meinem eigenen Urteil immer mehr. Vor allen Dingen traue ich meinem Körper wieder mehr und erkenne, was er leistet.

Die Trainerin hatte sich mein nachträgliches Lob redlich verdient: Es war eine meiner besten Ideen, am HGT teilzunehmen!
G. R."

Dieser Brief einer Teilnehmerin am onkologischen Trainings bei Christiane Christ verdeutlicht viele wichtige Aspekte, auf die es uns als Entwickler des HGTs ankommt.

1.6 Forschungsergebnisse: Die Effekte mentalen Trainings

Zusammenfassung

Aktuell wird das onkologische Hildesheimer Gesundheitstrainings seit 2008 in einer multizentrischen Studie klinisch evaluiert.

Bis 2010 wurden 78 Frauen mit Brustkrebs in die Studie aufgenommen und schon jetzt lässt sich im Vergleich zur Kontrollgruppe klar und deutlich belegen, dass sich im Training Lebensqualität und Gesundheitszustand verbessern. Im Detail:

- Hoffnungslosigkeit nimmt bei der HGT-Gruppe hoch signifikant ab, Hoffnung und Optimismus steigen.
- HGT-Teilnehmende erleben mehr Entspannung, Ruhe und Ausgeglichenheit als die Kontrollgruppe.
- Sie können besser mit Stress umgehen.
- Sie schätzen die eigenen Gesundheit viel positiver ein.
- Die Einschätzung der Lebensqualität nimmt schnell und deutlich zu.

Dies führte zu einer sehr positiven Bewertung des Hildesheimer Gesundheitstrainings. Selbst die Arztbesuche sanken im zweiten Halbjahr nach der primären Behandlung.

Die klinische Evaluation

Nach der Entwicklung des Forschungsdesigns und der Erhebungsinstrumente begann 2008 der klinische Test als multizentrische Studie in Kooperation mit Kliniken in Hildesheim, Hameln und Wiesbaden.

Geplant war, die Evaluation in einem Experimental- und Kontrollgruppendesign mit möglichst je 200 Patientinnen und Patienten durchzuführen; leider gestaltete sich die Anwerbung insbesondere von Patienten deutlich schwieriger und langwieriger als erwartet. So mussten wir uns auf Frauen mit Brustkrebs konzentrieren, um mit den vorhandenen Forschungsmitteln in einem überschaubaren Zeitraum zu belastbaren Ergebnissen zu kommen.[a]

Aktueller Stand der Studie

Es wurden die klinischen Befunde sowie die Befragung nach der primären Behandlung, die Nachbefragung nach einem halben Jahr (also auch nach dem HGT) und die (noch nicht komplett vorliegende) Nachbefragung ein Jahr später ausgewertet. Über den Gesundheitszustand der Patientinnen ein Jahr nach den primären Behandlungen kann im Moment also nur anhand der subjektiven Einschätzungen, aber noch nicht anhand medizinischer Befunde geurteilt werden.

Kennwerte zu Experimental- und Kontrollgruppe

Experimental- und Kontrollgruppe zeigen zu Beginn der Studie in vielerlei Hinsicht keine signifikanten Unterschiede, abgesehen davon, dass die anfängliche emotionale Belastung in der Experimentalgruppe etwas größer zu sein scheint. Es zeigt sich beispielsweise kein signifikanter Unterschied im diagnostizierten Tumorstadium, tendenziell liegt die Experimentalgruppe etwas ungünstiger. Ebenfalls zeigt sich kein signifikanter Unterschied in der Tumorgröße, tendenziell waren in der Experimentalgruppe die Tumore etwas größer.

Ergebnisse

Die Hoffnungslosigkeit nimmt in der HGT-Gruppe ab, Hoffnung und Optimismus nehmen zu.

Mit Hilfe der H-Skalen – der Skalen zur Erfassung von Hoffnungslosigkeit in der Version für nichtklinische Zielgruppen – wurde gemessen, inwieweit sich die Zukunftserwartung der Studien-Teilnehmerinnen geändert hat.

Es zeigte sich eine hoch signifikante Abnahme von Hoffnungslosigkeit in der HGT-Gruppe, während in der Kontrollgruppe keine signifikante Entwicklung zu verzeichnen war.

Wir interpretieren dieses Ergebnis im Sinne unseres ziel- und ressourcenorientierten HGTs als eine sehr bedeutsame Zunahme an Hoffnung und Optimismus.

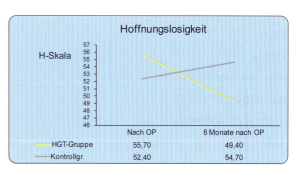

---

[a] Was die klinische Evaluation betrifft, so danken wir insbesondere den Chefärzten Dr. Volker Heyl von der Asklepios Paulinenklinik Wiesbaden und Dr. Thomas Noesselt vom Sana Klinikum Hameln-Pyrmont für ihre Unterstützung unserer Arbeit und Frau Birgit Schmelzer (Wiesbaden) und Frau Andrea Hahne (Hameln) für die nicht immer einfache Anwerbung und Betreuung der Probandinnen.
Die Durchführung der Trainings war bei den HGT-Trainern Gerhardt Höpker und Birgit Schmelzer in Wiesbaden und bei Christiane Christ in Hameln in guten Händen. Ebenso danken wir Herrn Höpker und Herrn Horst H. Stein (Königstein) für ihren wertvollen Beitrag zur statistischen Auswertung der Studie und Herrn Hartmut Misigaiski für die Organisation.

Weitere Beispiele für Verhaltens- und Stimmungsänderungen

Wenn sich Teilnehmerinnen der HGT-Gruppe mit ihrem Zustand vor einem halben Jahr vergleichen, so geben sie an, dass sie sich jetzt ruhiger und ausgeglichener fühlen, besser schlafen, sich besser entspannen können und mit Stress und Belastungen besser zurecht kommen.

Die Kontrollgruppe hingegen beantwortet diese und ähnliche Fragen vorwiegend mit „stimmt eher nicht".

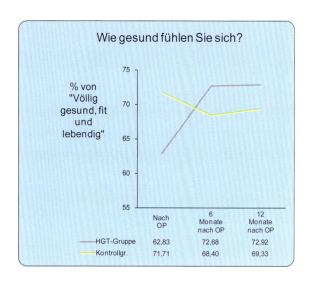

Beispiele für Veränderungen durch das HGT Skala: Stimmt völlig (1)… stimmt gar nicht (6)	HGT-Gruppe	Kontrollgruppe
Ich fühle mich ruhiger und ausgeglichener	2,6	3,7
Ich schlafe besser	2,9	3,6
Ich komme mit Stress und Belastungen besser zurecht	2,6	3,4
Ich kann mich körperlich besser entspannen	2,5	3,2

Einschätzung der eigenen Gesundheit

Während sich die HGT-Gruppe anfangs deutlich schlechter als die Kontrollgruppe einschätzte, stieg ihre Gesundheit in der Phase, in der sie am HGT teilnahmen, ihrer Einschätzung nach stark an und blieb auch später auf hohem Niveau, während die Teilnehmerinnen in der Kontrollgruppe ihren Gesundheitszustand tendenziell eher niedriger bewerteten.

Physiologische Lebensqualität

Zu dieser positiven Einschätzung der Gesundheit passt auch, dass die HGT-Gruppe ihre mit Hilfe des WHOQOL gemessene physiologische Lebensqualität, also die Lebensqualität, die durch den körperlichen Zustand gespürt wird, deutlich besser beurteilt.

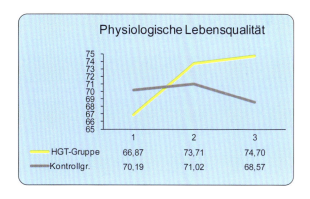

[11] Der WHO-Test zur Erfassung der Lebensqualität. Siehe Angermeyer C. M.; Kilian R.; Matschinger, H. (2000)

Die Lebensqualität nimmt insgesamt bei der HGT-Gruppe stark und schnell zu

Auch ihre generelle Lebensqualität, wieder gemessen mit dem WHOQOL[11], wird nach dem HGT von den Frauen weit besser beurteilt als in der Kontrollgruppe, wobei der hoch signifikante Gewinn bei der physiologischen Lebensqualität einen wichtigen Beitrag dazu liefert.

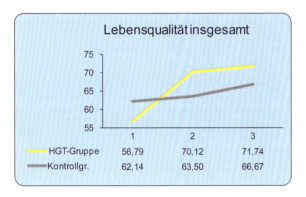

Deutliche Abnahme der Arztbesuche in der HGT-Gruppe

Hat diese positivere Sicht der eigenen Gesundheit und die erlebte höhere Lebensqualität auch Auswirkungen auf die Zahl der Kontakte zu Ärzten?
Es zeigt sich, dass die Zahl der Arztbesuche über ein Jahr hin bei der Kontrollgruppe in etwa gleich bleibt, sie sich jedoch bei der HGT-Gruppe im zweiten Halbjahr fast halbiert.

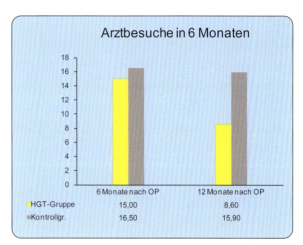

Wir vermuten, dass dieser interessante Befund sowohl Folge eines höheren Selbstvertrauens, geringerer Zukunftsängste und der beschriebenen höheren Lebensqualität ist, als auch eine Folge des wahrgenommenen besseren Gesundheitszustandes.

Wir warten gespannt auf die objektiven medizinischen Daten im notwendigen Umfang, um diesen subjektiv wahrgenommenen besseren Gesundheitszustand auch über objektive Messwerte zeigen zu können.

Die Einstellung zum Hildesheimer Gesundheitstraining

Auf einer 6-Punkte-Skala von „stimmt völlig" (1) bis „stimmt gar nicht" (6) haben die Teilnehmerinnen das HGT folgendermaßen bewertet: Sie stimmen zu, dass es ihnen persönlich genutzt hat, sie es anderen empfehlen würden und dass sie Informationen und Anregungen bekommen haben. Sie lehnen die Aussage ab, mit dem HGT nicht viel anfangen zu können.

Das HGT hat mir persönlich genutzt	1,8
Ich würde das HGT anderen empfehlen	1,8
Ich habe Info und Anregung bekommen	1,8
Ich kann mit dem HGT nicht viel anfangen	5,0

1.7 Weitere neu entwickelte Angebote

Im Rahmen des drittmittelgeförderten Forschungsprojektes „Lebensqualität und Heilungsförderung" entwickelte ein interdisziplinäres Team psychologische Module für die Onkologie und evaluiert sie laufend.

Entwickelt wurden bisher

1. für Patienten während der medizinischen Therapie das klinisch getestete Krebstherapiebegleitsystem (Trancen auf CDs). Als wertvolle Ergänzung (oder notfalls als Ersatz) psychoonkologischer Betreuung kann es helfen, Ängste im Zusammenhang mit der Erkrankung und Nebenwirkungen der Therapie zu verringern sowie die Patienten mental zu unterstützen[12].
2. Für Patienten in der Rehabilitationsphase: Neben dem besprochenen Hildesheimer Gesundheitstraining für die Onkologie wurde das Modul B, das Bewegungsmodul zum Hildesheimer Gesundheitstraining entwickelt, ein Rehabilitationssport-, Tanz- und Bewegungsangebot speziell für „sportferne" Frauen (siehe Anhang). Abgerundet kann das Angebot bei Bedarf durch das Hildesheimer Gesundheitstraining zur Schmerzlinderung werden.
3. Zur Stressbewältigung und Supervision für Ärzte und Mitarbeiter die Gesundheitssupervision: Dieses mentale Gruppentraining eignet sich hervorragend dazu, Ressourcen zu aktivieren, um mit den Belastungen des Klinikbetriebs besser fertig zu werden.

---

[12] Siehe www.krebstherapie-media.de oder www.hildesheimer-gesundheitstraining.de

2. Der theoretische Hintergrund mentalen Gesundheitstrainings

2.1 Sichtweisen von Krankheit und Gesundheit

Eine eingeschränkte Sichtweise mit großer Wirkung für die Medizin und den Alltag:
Die Krankheitsorientierung oder das „Erregermodell" [13]

Die Heilkunde der westlichen Welt konzentriert sich vorwiegend nicht auf Gesundheit, sondern auf Krankheit und auf die Erreger (Viren, Bakterien, Gifte, Verletzungen, Wucherungen körpereigener Zellen, etc.), die eine Krankheit auslösen. Diese Krankheitsursachen werden dann mit Hilfe äußerer Maßnahmen, etwa durch Medikamente oder Operationen, bekämpft.

Diese Orientierung hat die Medizin stark beeinflusst und zu umfangreicher Forschung und zu erfolgreichen Therapien insbesondere von schweren Infektionen geführt.

Diese Orientierung entspricht auch sehr gut den Geschäftsinteressen der Pharmaindustrie. Passende Forschung, etwa zur Wirkung von Medikamenten, wird von ihr gefördert und ihre Werbung verankert diese Sichtweise mit hohem finanziellen Aufwand im Alltagsbewusstsein der Menschen.

Diese Sichtweise blendet allerdings Faktoren aus, die bei chronischen Erkrankungen wie Allergien, Autoimmunerkrankungen, Herz- Kreislauf-Erkrankungen oder psychischen Erkrankungen von zentraler Bedeutung sind. So spielen auch die Erkenntnisse der Psychoneuroimmunologie und die Selbstheilungsprozesse der Patienten eine untergeordnete Rolle. Sie spiegeln sich weder im Bewusstsein vieler medizinischer Fachleute und der medizinischen Forschung noch im Bewusstsein medizinischer Laien angemessen wider.

Die umfassendere Alternative: Das Ressourcenmodell der Gesundheit

Diese Modellvorstellung geht von der Frage aus: Was ist Gesundheit und wie wird sie aufrecht erhalten?

Sicher ist Gesundheit nicht einfach durch die Abwesenheit von Krankheit zu bestimmen. Viele Elemente von Erkrankungen, wie das Fieber, zeigen an, dass der Körper über wirkungsvolle Strategien verfügt, um mit einer Gefahr für das Leben fertig zu werden. Andauernd gleicht er Einflüsse aus, die sein inneres Gleichgewicht stören: physikalische (wie Hitze oder Kälte), chemische (wie Umweltgifte), biologische (etwa Viren) und auch psychische (wie ungünstige emotionale Konditionierungen) sowie soziale (z.B. Lebensbedingungen, die Stressreaktionen hervorrufen).

Gesundheit verstehen wir als eine Bandbreite von positiv bewerteten Zuständen des Organismus. Gesundheitsfördernde Ressourcen werden eingesetzt, um den Zustand des Organismus in dieser Bandbreite zu halten oder sie wieder zu erreichen.

---

[13] Schmid (2010, S. 262)

Verfügt ein Mensch über die notwendigen Ressourcen, um solche Einflüsse auszugleichen, und vermag er sie auch zu aktivieren, bleibt er im Zustand der Gesundheit oder wird nach einer Krankheitsphase wieder gesund. Anderenfalls gewinnen Prozesse die Oberhand, die zu einer andauernden Abweichung von der Gesundheit und damit zu einer chronischen Krankheit oder zum Tod führen.

Eine Behausung schützt beispielsweise vor Hitze, Kälte und Lärm, sauberes Wasser schützt vor Infektionsrisiken und eine vollwertige Ernährung stabilisiert die Leistungsfähigkeit des Organismus und des Immunsystems. Eine Impfung gibt dem Immunsystem die Chance, sich sehr gut auf eine mögliche Infektion vorzubereiten und sie schnell und spezifisch zu bekämpfen. Verfügt ein Mensch über die psychischen Voraussetzungen, trotz sehr belastender Umstände überwiegend in einem guten emotionalen Zustand zu bleiben, so bleibt sein Immunsystem leistungsfähig und wird nicht etwa durch Stress oder Depression eingeschränkt[14].

Die fehlerhafte Freund-Feind-Erkennung - Beispiel für eine falsch gelernte Immunreaktion

Das Immunsystem kann nur dann sinnvoll tätig sein, wenn es harmlose von gefährlichen Stoffen sowie fremde Zellen und Krebszellen von normalen Körperzellen unterscheiden kann.

Erkennt die Immunabwehr entartete Zellen nicht und behandelt Krebszellen irrtümlicherweise wie normale Körperzellen, so können sie sich vermehren. Bei Allergien hingegen werden harmlose Substanzen nicht von gefährlichen Erregern unterschieden und massiv bekämpft, bei Autoimmunerkrankungen (wie etwa Rheuma) werden Bestandteile des eigenen Körpers als fremd erkannt und angegriffen.

Was bedeutet dies für die Behandlung z. B. einer Allergie?

Falls eine einzige Reaktion, etwa auf harmlose Birkenpollen, falsch gelernt wurde, ist eine allgemeine Dämpfung von Immunreaktionen durch Medikamente sicher nicht die ideale Intervention. Doch lindern antiallergischer Medikamente die Symptome und dies kann bei einem zeitlich begrenzten Kontakt, etwa bei saisonal bedingtem Kontakt mit Pollen, und bei einer nicht allzu starken Immunreaktion ausreichen. Die Ursache aber wird nicht behandelt, das Grundproblem der fehlerhaften Feinderkennung bleibt bestehen.

Eine Desensibilisierung hingegen kann dazu führen, dass diese falsch gelernte Reaktion verlernt wird. Allerdings ist sie aufwändig, dauert lang und ist mit Risiken behaftet.

Der Königsweg ist die mentale Löschung dieser falsch gelernten Verbindung in einer leichten Trance. Sie verändert ebenfalls die Ursachen der Reaktion, ist schnell und risikoarm[15].

---

[14] Antonowsky entwickelte sein Konzept der Salutogenese aus der Beobachtung von Menschen heraus, die im KZ waren und trotzdem keine psychischen und gesundheitlichen Dauerschäden davongetragen haben.
[15] Siehe etwa Witt, K. (1999)

Im Normalfall hält das Immunsystem Millionen aktiver Krankheitserreger samt der laufend entstehenden Krebszellen symptomlos in Schach. Im Kontakt mit unbekannten Erregern reagiert es zuerst unspezifisch etwa mit Fieber und Entzündungen, später lernt das Immunsystem, wie auch bei der Impfung, spezifisch und gezielt zu reagieren und erweitert so seine Fähigkeiten. Ist das Immunsystem jedoch etwa durch Raubbau oder Desorganisation geschwächt, so steigt das Risiko für die Gesundheit. Diese umfassendere Sichtweise von Gesundheit ermöglicht es abzuschätzen, was man dem Selbstheilungsprozess überlassen kann und welche weiteren Maßnahmen zur Stärkung der Ressourcen und gegebenenfalls zur direkten Bekämpfung von Erregern oder zur Behandlung von Symptomen notwendig sind. Auch wird erst in dieser Sichtweise deutlich, das psychologische Interventionen kausal zur Gesundung beitragen können, indem sie z. B. Hindernisse für den Selbstheilungsprozess beseitigen und ungünstige Immunreaktionen wieder sinnvoll strukturieren können.

2.2 Gründe für psychologische Interventionen

Insbesondere bei chronisch kranken Patienten reicht es nicht aus, sie nur medizinisch optimal zu versorgen; die Gesundung und die Lebensqualität hängen auch davon ab, wie die psychische und die soziale „Versorgung" gestaltet ist. Die mentale Verarbeitung des Krankheits- und Therapiegeschehens sollte bei schweren chronischen Erkrankungen nicht allein den Patienten aufgebürdet werden. Erfahrungsgemäß löst schon eine – unglücklich übermittelte – Diagnose eine Fülle an negativen Selbstsuggestionen und massive Stressreaktionen aus. So spricht vieles dafür, psychologische und soziale Interventionen in die Therapie zu integrieren (siehe auch Küchler u. a. 1996).

Emotionen, Gene, Körperreaktionen

Auch von Seiten der Neurowissenschaften und der Genforschung werden psychologische und soziale Interventionen massiv unterstützt.
So klärt der Arzt, Internist und Psychiater Joachim Bauer in seinem Buch „Das Gedächtnis des Körpers", „wie Beziehungen und Lebensstile unsere Gene steuern". Die meisten Gene sind ein Leben lang aktiv und beeinflussen sämtliche Stoffwechselprozesse des Organismus. Ihre Aktivität aber wird fortwährend reguliert, insbesondere von Signalen, die von außen kommen.
„Entscheidendes Ausführungsorgan bei sämtlichen Stoffwechselprozessen des Organismus ist die Stoffgruppe der Proteine. In ihrer Eigenschaft als Botenstoffe, Hormone und als biochemische 'Fabrikarbeiter' bewältigen sie den wesentlichen Teil aller biologischen Abläufe im Körper. Gene üben ihre entscheidende Rolle dadurch aus, dass sie die Herstellung von Proteinen kontrollieren. Jedes der im Körper vorhandenen Proteine wird durch ein Gen (nämlich durch 'sein' Gen) kontrolliert." (Bauer, S. 242f) Jedes Gen enthält einen Bauplan für das je-

weilige Protein.

„Zum anderen wird jedes Gen seinerseits reguliert, teils durch das Zellmilieu, teils durch von außen (aus der Umwelt) kommende Signale. ... Die Regulation der Genaktivität, und damit das wechselnde Maß der Produktion von Proteinen, ist die entscheidende Regelgröße für krankheitsrelevante Körpersysteme: Herz- und Kreislaufsystem, Hormonsysteme, Immunsystem, zentrales und peripheres Nervensystem. ... Im Gehirn unterliegt die Regulation zahlreicher Gene einem permanenten Einfluss von Signalen, die aus der Außenwelt stammen, über die fünf Sinne aufgenommen und an definierte Strukturen des Gehirns weitergeleitet werden. ... Äußere Gefahrensituationen verwandelt das Gehirn in biologische Signale, die Gene in den Alarmsystemen des Gehirns (Hirnstamm und Hypothalamus) aktivieren. Positive Situationen werden vom Gehirn in biologische Signale umgesetzt, welche u. a. die Aktivierung der Gene von Nervenwachstum zur Folge haben." (Bauer, S. 242f).

Das bedeutet nichts anderes, als dass Umweltsignale und die ihnen zugeschriebene Bedeutung samt Stimmungen und Gefühlen die Gehirnfunktion und alle Systeme des Körpers auch auf der physiologischen Ebene beeinflussen. So wird auch verständlich, wie soziale Unterstützung und positive Beziehungen die Gesundheit schützen können und psychologische Interventionen Erkrankungen und ihre Verläufe beeinflussen.

Die emotionale Lage beeinflusst Erkrankung- und Heilungsprozesse

Länger andauernde emotionale Konflikte wirken sich negativ auf die Gesundheit aus. Je nach den beteiligten Emotionen sind auch die Stressmuster unterschiedlich und gefährden unterschiedliche Organsysteme.

Gehemmte Aggressivität kann das Risiko von Herz-Kreislauf-Erkrankungen[16] erhöhen, Versagensängste finden sich häufig bei Rückenproblemen, depressive Reaktionen finden sich ebenso wie unterdrückte Gefühle bei vielen chronischen Erkrankungen. Bei Krebs gibt es nach G. B. Schmid (2010, S. 46f) klinische Hinweise, dass Stress eine latente Krebserkrankung aktivieren und die Immunüberwachung schwächen kann. Ebenso beschleunigen negative Emotionen das Fortschreiten von Krebs und von anderen Erkrankungen. Wie dramatisch die Auswirkungen von Hoffnungslosigkeit und Trauer sein können zeigt sich darin, dass Ehepartner, deren Partner gestorben ist, selbst krank werden oder gar sterben, und zwar häufiger als statistisch erwartet. Häufig nehmen in emotionalen Konflikten auch gesundheitsschädliche Fluchtmuster, wie übermäßiger Alkoholkonsum, zu.

---

[16] Werden Kampfmuster mit hoher Aktivierung und gleichzeitig Angst vor Misserfolg ausgelöst, so kann ein solches Muster auf die Dauer das Herz-Kreislauf-System schädigen, etwa indem es hohen Blutdruck und hohe Blutfettwerte hervorruft.

Stress stört die inneren Uhren

Rossi weist darauf hin, dass unter Stress unsere inneren Rhythmen – die circadianen (Tagesrhythmen, wie der Wach-Schlaf-Rhythmus, der Aktivitäts-Ruhe-Rhythmus und andere) und der ultradiane (von ca. 1,5 h) – gestört werden.

Der ultradiane Rhythmus enthält eine Aktivitätsphase, in der wir sehr wach und aktiv sind, und eine Ruhephase von ca. 20 Minuten, in der wir eher eine Pause brauchen, eine Rückzugsmöglichkeit suchen, möglicherweise einmal kurz die Augen schließen möchten. Unter Stress können Ruhephasen des ultradianen Rhythmus gänzlich ausfallen und die circadianen Rhythmen auseinander laufen. Wenn sich aber der Wach-Schlaf-Rhythmus und der Aktivitäts-Ruhe-Rhythmus nicht mehr decken, so führt dies dazu, dass Menschen tagsüber weniger leistungsfähig sind und nachts schlecht schlafen.

Nun werden in den Ruhephasen die inneren Organe versorgt, entartete Zellen entsorgt, Giftstoffe abgebaut und Erreger abgewehrt. Werden so wichtige Aktivitäten behindert, so bleibt das nicht ohne Folgen für die Funktionsfähigkeit der Organsysteme und insbesondere des Immunsystems.

Welche emotionalen Zustände machen das Immunsystem leistungsfähiger? Beispielsweise kurzfristige Spannungszustände wie Kampf/Flucht-Situationen oder sportliches Training. Sie aktivieren Ressourcen der Abwehr, wie die natürlichen Killerzellen, und bereiten so den Organismus auf mögliche Verletzungen vor. Mehrmals täglich erlebte tiefe Entspannungszustände oder Trancen erhöhen ebenfalls die Zahl dieser Killerzellen, vermutlich dadurch, dass sie helfen, die Produktion zu erhöhen und die Reservoirs des Immunsystems wieder aufzufüllen. Auch Verliebte sind besser geschützt.

Psychologische Verfahren können dazu beitragen, emotionale Konflikte zu beenden und die Fähigkeiten der Menschen zu stärken, so dass sie zukünftig anders mit widersprüchlichen Anforderungen und Wertmaßstäben umgehen können und sich nicht in längere emotionale Konflikte treiben lassen.

Das Immunsystem ist lernfähig

Das Immunsystem muss sich laufend an neue Anforderungen, wie etwa neue Erreger, anpassen; Lernprozesse können sowohl zu einer Steigerung als auch einer Suppression (Dämpfung)[17] der Abwehr führen. Elegante mentale Verfahren helfen, eine Suppression aufzuheben und – falls sinnvoll – die Abwehr anzuregen. Fehlerhafte Lernprozesse, die etwa zu Allergien geführt haben, lassen sich mental wieder rückgängig machen[18].

Positive Aspekte von Erkrankungen

Häufig geht man selbstverständlich davon aus, dass Menschen gesund werden wollen. Auf der unbewussten Ebene ist das gerade bei chronischen Erkrankungen nicht so eindeutig. Einerseits wollen Menschen die Last, die Angst, die Schmerzen gern los sein, andererseits kann die Krankheit ein sehr potentes Mittel werden, bewusste oder unbewusste

---

[17] Siehe etwa unter Bovberg, in W. Bongartz (1996)
[18] Siehe etwa K. Witt (1995)

Ziele zu erreichen.

Ein Asthmaanfall kann ein außerordentlich effektives Mittel sein, sich in einer Familie durchzusetzen. So lange jemand das braucht, weil ihm kein anderes wirkungsvolles Mittel zur Verfügung steht, erlebt er eine Veränderung als Konflikt und arbeitet nicht konsequent daran mit, er zeigt wenig Compliance. Psychologische Interventionen können helfen, an die erforderlichen alternativen Mittel zu gelangen, damit die Krankheit nicht mehr benötigt wird.

Denkmuster (Imaginationen) können Erkrankungen oder Heilungsprozesse fördern

Wer sagt: „Ich habe das Gefühl, dauernd eine schwere Last tragen zu müssen", wird dies höchst wahrscheinlich auch als „Ton-Fühl-Film" erleben. Er wird vermutlich unter Verspannungen und Rückenproblemen leiden – zudem vielleicht unter Müdigkeit und anderen psychosomatischen Problemen. Dieses Denkmuster, diese Metapher für seine momentane Situation, bestimmt seine emotionale Situation und sein Aktivitätsniveau genauso wie seine Muskeltonusverteilung und seine Körperhaltung.

Denkt er sehr häufig in diese Metapher, hat er vermutlich wenig Spaß an Bewegung und Sport, was Rückenschmerzen und Folgeschäden noch wahrscheinlicher macht. Bandscheiben geraten unter Druck, sind schlecht ernährt und eher verletzungsgefährdet.

Klassische Behandlungen, wie Massage und Krankengymnastik, gestatten ihm, sich noch mehr auszubeuten. Sie lindern Schmerzen und Verspannungen, aber nur für kurze Zeit, bis der Kreislauf wieder von vorn losgeht.

Psychologische Interventionen könnten ihm dabei helfen, sowohl äußere Anforderungen als auch dieses Denkmuster, diese Metapher, so zu verändern, dass er sich etwa „mit leichtem Gepäck auf seiner Reise" sieht. So könnte er sein Leben verändern, Verspannungen, Rückenschmerzen und Müdigkeit los werden und das Risiko für die Bandscheiben und Gelenke im Rücken verringern. In diesem Rahmen wären dann auch Massagen und Krankengymnastik sehr sinnvoll.

Motivation zur Veränderung.

Gerade bei lang dauernden Erkrankungen kann es notwendig werden, aufwändige und belastende Therapien zu absolvieren und lang vertraute, aber eine Heilung behindernde Gewohnheiten in Frage zu stellen. Klären Menschen vorher, etwa im Rahmen eines mentalen Gesundheitstrainings, ihre Ziele, so wird ihnen deutlich, was in ihrem Leben von Bedeutung ist und welche Rolle ihre Gesundung dabei spielt.

Klare individuelle Ziele bilden sehr kraftvolle Motive und bahnen den Weg für eine kognitive Umstrukturierung, die den Heilungsprozess fördert. Wenn jemand wirklich weiß (bewusst und unbewusst), wofür es sich lohnt, schädigende Gewohnheiten zu verändern oder eine unangenehme Therapie auf sich zu nehmen, vermag er seine Ressourcen und Kräfte zu mobilisieren.

2.3 Drei Optionen für psychologische Interventionen

All diese Gründe sprechen für eine systematische psychologische Begleitung von chronisch bzw. schwer kranken Patienten. Dafür bieten sich in erster Linie Patientengespräche an. Ist dieser Rahmen zu eng, kommen psychotherapeutische Maßnahmen und Gesundheitstrainings in Frage.

Patientengespräche

Sind Ärzte und Mitarbeiter auf eine solche „gesprächsmedizinische" Beratung gut vorbereitet, können sie viel bewegen. Sie können verunsicherten Patienten die Sicherheit geben, dass sie gut betreut und gut informiert werden und dass das medizinische Personal ihre Sorgen und Ängste ernst nimmt. Sie können sie auch dabei unterstützen, eine Sichtweise von der Erkrankung, der Behandlung und der Prognose zu entwickeln, die ihnen hilft, in einem möglichst guten Zustand zu bleiben. Für medizinisches Personal, das nicht entsprechend vorbereitet ist, kann schon die angemessene Übermittlung einer bedrohlichen Diagnose zum Problem werden.

Ärzte sind auch verpflichtet, detailliert über die Risiken einer Behandlung aufzuklären. Zwangsläufig stehen dabei eher bedrohliche Komplikationen im Vordergrund, solch ein Gespräch über die Behandlung orientiert sich dann häufig stärker an juristischen als an psychologischen Maßstäben. Es kann eine anspruchsvolle Aufgabe sein, diese beiden Anforderungen auf einen Nenner zu bringen.

Psychologische Beratung und Psychotherapie

Psychotherapeutische Maßnahmen kommen in Frage, wenn ein Patient starke psychische Probleme signalisiert. Wenn irgend möglich sollte die Psychotherapie an den Anforderungen körperlicher Erkrankungen orientiert sein. Es sollte sich demnach um Kurzzeitverfahren handeln und nicht um Methoden, die Menschen über längere Zeit in negativen Emotionen an ihren Problemen arbeiten lassen. Denn wie wir bereits ausführten, kann sich das auf Erkrankte, vor allem auf ihre Immunfunktionen, ungünstig auswirken.

Viele Patienten sehen freilich keinen Bedarf für eine Psychotherapie: „Ich habe doch kein psychisches Problem, sondern Krebs!"[19] Manchmal führen erst Erfahrungen im Gesundheitstraining zur Einsicht, dass es Fragestellungen gibt, für die eine Psychotherapie angemessen ist.

Mentales Gesundheitstraining statt purer Information und Abschreckung

Gesundheitstrainings haben ihren Platz zwischen Psychotherapie auf der einen Seite und psychologischen Hilfen im Patientengespräch auf der anderen. Viele ältere Gesundheitstrainings arbeiten allerdings damit, Menschen zu informieren und Krankheiten als abschreckendes Beispiel vorzustellen. Bei komplexeren Problemen greift diese Methode nicht mehr. Natürlich ist es wichtig, Patienten Wissen zur Verfügung zu stellen, aber Informationen allein müssen noch lange nicht zu einer Verhaltensänderung führen. Vor allem dann nicht, wenn den not-

---

[19] Auch die Schwelle zu einem mentalen Training ist zwar immer noch recht hoch, aber doch schon deutlich niedriger als zu einer Psychotherapie.

wendigen Veränderungen „automatisierte" interne Verhaltensprogramme entgegenstehen.

Wer Raucher über die Gefahren des Zigarettenkonsums informiert, wird hören, dass ihnen diese Risiken bekannt sind. Raucher verfügen über automatische Strategien, die immer dann, wenn es ans Rauchen geht, Veränderungsimpulse unterdrücken. Die Abschreckung kann sogar ein Teil eines Prozesses werden, der zum Rauchen führt („... auf diesen Schreck hin brauche ich jetzt aber dringend eine Zigarette!").

Auch die üblichen Verhaltenstrainings haben meistens keine nachweisbare Langzeitwirkung.

Gesundheitsförderliches Verhalten einzuüben, gleichviel, ob es sich um maßvolles Essen, um Bewegung allgemein oder konkrete Übungen in der Rückenschule handelt, gelingt nur in engen Grenzen. Physiotherapeuten oder Oecotrophologen[b] sehen dies am so genannten Drehtüreffekt, wenn die Patienten nach einer „Veränderungskampagne" wieder zu ihnen in die Sprechstunde kommen.

Erst wenn Verhaltenstrainings ergänzt werden durch mentale Arbeit, winkt als Lohn eine langfristig stabile gesundheitliche Verfassung. Sonst bremsen blockierende Überzeugungen, häufige risikoreiche emotionale Zustände, sekundäre Gewinne etc. eine Veränderung und Risikoverhalten wird nicht durch bessere Alternativen ersetzt.

Ähnliches gilt auch für Verhaltenstraining im Bereich der Entspannung: Klassische Verfahren, wie autogenes Training oder progressive Muskelentspannung, werden erst dann wirklich hilfreich, wenn sie mit wirksamen Strategien verbunden sind, die Entspannung vom Therapieraum in die Realität mit all ihren Anforderungen und Problemen zu übertragen. Das bedeutet, auch Entspannungsverfahren durch mentale Veränderungsarbeit zu ergänzen.

Fazit

Gesundheitstrainings haben ihre Berechtigung. Informierende, abschreckende und auf Verhaltensänderungen beschränkte Gesundheitstrainings sind allerdings wenig effektiv und sollten durch mentale Gesundheitstrainings ersetzt werden. Mentale Gesundheitstrainings widmen sich gezielt und intensiv den speziellen Fragen, die chronisch Kranke bewegen und bieten ihnen auch die notwendigen skizzierten Angebote. Ziel ist nicht eine umfassende Reorganisation der Persönlichkeit, sondern eine begrenzte gesundheitlich relevante Veränderung.

2.4 Das mentale Gesundheitstraining: eine Begriffsbestimmung

In der Sportpsychologie versteht man unter mentalem Training die Fertigkeit, eine sportliche Leistung durch die bloße Vorstellung entsprechender Bewegungen zu optimieren (J. Mayer, H.-D. Hermann (2010)). Es dient dazu, Verhaltensabläufe zu optimieren und zu automatisieren. Wichtigstes Mittel ist dabei die Imagination, die sinnlich konkrete Vorstellung, des Bewegungsablaufes.

Verhaltensweisen laufen elegant und ökonomisch ab, wenn auch die Stimmung, die Motivation, das

---

[b] Ernährungswissenschaftler

Anspannungsniveau und die Muskeltonusverteilung dazu passen. Und wenn keine unpassenden Vorstellungen (etwa an einen Sturz) oder Selbstgespräche den optimalen Prozess stören. Dieser gute physiologische und emotionale Zustand soll natürlich auch in kritischen Situationen (beim sportlichen Wettkampf) erhalten bleiben.

Wenn wir hier von mentalem Gesundheitstraining sprechen, so verwenden wir einen weiteren Begriff, der auch die Regulation der Emotionen und des Anspannungsniveaus umfasst.

Mentales Gesundheitstraining verstehen wir als die Anwendung von strategisch geplanten und aufeinander abgestimmten psychologischen Verfahren um die Gesundheit zu erhalten oder die Gesundung zu fördern.

Ziel ist es, im Rahmen eines ganzheitlichen Ansatzes

1. die emotionale Lage, das Anspannungsniveau und das Verhalten zu optimieren, soweit diese für die Gesundheit von Bedeutung sind,
2. Körper- und Immunfunktionen zu stärken und Heilungsprozesse zu fördern,
3. mentale Gesundheitsressourcen nachhaltig auszubauen.

ad 1: Interventionen zielen darauf ab, innere und äußere Konflikte zu verringern, Stressoren zu entmachten, Patienten von blockierenden Überzeugungen zu befreien und auf ihre Ziele und ihre eigenen Ressourcen (Fähigkeiten) zu orientieren. Ziel ist, dass jene Emotionen und Anspannungsniveaus häufig auftreten, die sich positiv auf den Organismus und die Abwehr auswirken.

ad 2: Immunfunktionen und Heilungsprozesse werden insbesondere über innere Ton-Fühl-Filme (Imaginationen) unterstützt, ungünstige Haltungen verändert und unzweckmäßige gelernte Immunreaktionen (wie etwa eine Allergie oder eine Immunsuppression) wieder verlernt.

ad 3: Teilnehmende erlernen Verfahren, die ihnen helfen, Stress oder gesundheitliche Probleme gar nicht erst aufkommen zu lassen oder zu bewältigen. Als direkte Folge werden sie in Zukunft mehr Selbstvertrauen und mehr Selbstwirksamkeit erleben.

So lernen sie Verantwortung für ihre Gesundheit zu übernehmen und zu tragen, und sie verfügen über einen „Notfallkoffer" an mentalen Verfahren. Der nützt nicht nur im Alltag, sondern wird auch bei jenen chronischer Erkrankungen benötigt, bei denen eine regelmäßige mentale Einflussnahme hilft die Gesundheit zu stabilisieren. So ist dieser Ausbau der Ressourcen ein wichtiger Beitrag zur Sekundär- bzw. Tertiärprävention.

2.5 Imaginationen - zentrale Elemente des mentalen Trainings

Imaginationen, innere Ton-Fühl-Filme, sind die wichtigsten kognitiven Werkzeuge, um auf den Körper und das Immunsystem weit über die Effekte von bloßer Entspannung hinaus einzuwirken. Sie übermitteln dem Körper, was „real" ist, und lösen biochemische Prozesse aus, die Botschaften an Organe und das Immunsystem überbringen. Aufgrund dieser Botschaften reagieren Organe und Immunsystem in einer Weise, die zu dieser „Realität" passt. Erinnern Sie sich beispielsweise intensiv an eine erotische Situation, so werden Sie feststellen, dass auch Ihr Körper auf diese Imagination entsprechend reagiert.

Innere Ton-Fühl-Filme lösen leicht und direkt Emotionen und Körperreaktionen aus. Selbstgespräche und Selbstsuggestionen hingegen schöpfen Kraft und Einfluss aus ihren nonverbalen Anteilen, wie dem Klang der Stimme, dem Sprechtempo und vor allem aus den begleitenden inneren Ton-Fühl-Filmen.

Wenn Sie suggestiv zu sich sagen: „Meine Hand ist warm!", kann es sein, dass Sie dies empfinden oder dass Sie feststellen, dass das überhaupt nicht der Fall ist. Diese Suggestion gibt keine präzise Imagination vor, deshalb ist das Ergebnis offen.

Erinnern Sie sich aber an eine Situation, in der Sie ganz intensiv warme Hände gefühlt haben, und erleben Sie diese Situation ein Stück weit wieder mit all dem, was es dort zu sehen, zu hören und zu fühlen gab, wird sich die Wärme mit hoher Wahrscheinlichkeit einstellen.

Kranke Menschen neigen dazu, Horrorvorstellungen von Krankheitsverläufen, Operationen etc. in innere Bilder zu packen. Diese Vorstellungen erzeugen massiven Stress mit all den erwähnten Auswirkungen auf die Gesundheit.

Schon eine leichte Pollenallergie gewinnt enorm an Einfluss, wenn sich ein Allergiker in Tagträumen ausmalt, wie eingeschränkt er wohl mit Asthma leben wird. Eine selbsterfüllende Prophezeiung ist nicht ausgeschlossen, da Ängste Immunreaktionen und Verspannungen verstärken können. Allergiker können so in einen Teufelskreis geraten, bei dem sich die allergische Reaktion ausweitet und auf andere Bereiche ausdehnt.

Mit den gleichen Mitteln – aber komplett anderen Inhalten und Absichten – kann ein mentales Training arbeiten, das eine allergische Reaktion löscht. Die Grundidee ist dabei, einen Ton-Fühl-Film zu schaffen, in dem der Patient in einer leichten Trance gut geschützt und tief entspannt frei von allergischen Symptomen bleibt, auch wenn er sich den Pollen annähert. Dies kann in Hypnose oder mit dem sehr effektiven NLP-Verfahren „Psychische Impfung" gelingen. So, wie das Immunsystem gelernt hat allergisch zu reagieren, kann es über solche Imaginationen diese Reaktion wieder verlernen und ab jetzt so reagieren wie auf andere harmlose Pollen.

Bei anderen Erkrankungen können im Vertrauen auf den eigenen Körper und seine Fähigkeiten Heilungsprozesse angestoßen und beschleunigt werden, indem man sich in einer leichten Trance den Prozess der Heilung oder den Zustand völliger Gesundheit vorstellt und mit allen Sinnen wahrnimmt samt all der begleitenden Körpergefühle.

Heilungsrituale können die individuellen Vorstellungen eines Klienten von der Erkrankung aufgreifen und in einer Form weiterentwickeln, die in Richtung Gesundheit führt und die Ressourcen des Klienten einbindet.

Schmid (2010) befasst sich in seinem Buch „Selbstheilung durch Vorstellungskraft" mit der Frage, welche Rahmenbedingungen es Menschen erleichtern, einen tiefen Glauben an eine Heilung zu entwickeln, der jeden Zweifel daran ausschließt.

Schmid unterscheidet einen Autoritätsheileffekt (über mächtige Personen), einen Objektheileffekt (über Heilung versprechende Objekte und Ereignisse), einen Ortsheileffekt (über Orte und Zeiten, die Hilfe und Hoffnung versprechen) und einen Selbstheileffekt (über symbolträchtige Bilder).

Für mentales Training empfiehlt sich nach unserer Erfahrung besonders der Selbstheileffekt, der eine Abhängigkeit von charismatischen Personen, Zeiten und Orten vermeidet und damit auch das Selbstvertrauen und die Selbstwirksamkeit bestärkt.

Heilungsfördernde Orte (wie Lourdes) oder charismatische Personen können ein Stück weit notwendig sein, damit Menschen jenes Vertrauen und jene Sicherheit erleben, die heilungsfördernde Zustände brauchen; auf der anderen Seite bergen sie das Risiko, dass sich der Mangel daran negativ auswirkt.

Im Kern geht es in allen Fällen um jene individuellen Imaginationen und die begleitenden Emotionen, die den Kontakt zum Immunsystem oder anderen wesentlichen Instanzen herstellen. Im optimalen Fall sind sie unabhängig von solchen äußeren Bedingungen, es kann aber sinnvoll sein, sie in die Imaginationen aufzunehmen.

2.6 Kriterien für mentale Gesundheitstrainings

Überwiegend in positiver Stimmung

Die einzelnen Verfahren sollen Menschen so wenig wie nötig in negative Emotionen versetzen; im Training sollten Menschen überwiegend in positiver Stimmung sein. Viele Gründe dafür haben wir bereits angesprochen, hier ein weiterer Grund: die Auswirkungen auf das Gehirn.

Das Gehirn ist aus etwa 100 Milliarden Neuronen aufgebaut, die über Synapsen auf ihren Dendriten Informationen aufnehmen und über ihr Axon und seine Synapsen wieder an andere Neuronen abgeben. In den Synapsen werden die Informationen über Neurotransmitter an Rezeptoren des nächsten Neurons übertragen, die hemmend oder fördernd auf seine Aktivität einwirken können.

Es gibt unterschiedliche Typen von Rezeptoren. Das sind zum einen die schnellen (erregenden AMPA- und hemmenden GABA-) Rezeptoren, die die Übertragungsbereitschaft der Synapsen nicht ändern, sondern nur nutzen.

Zum zweiten gibt es Rezeptoren, die etwas langsamer reagieren, im Bereich von Sekunden bis Minuten, und die bewirken, dass die beteiligten Synapsen leichter erregt werden können. Man spricht hier von Langzeitpotenzierung oder Bahnung. Prozesse, an denen diese Synapsen beteiligt sind, laufen flüssiger, leichter ab als sonst.

Wird das Neuron in dieser Zeit erhöhter Erregbarkeit intensiv stimuliert, startet ein weiterer für das Lernen und die Psychotherapie wichtiger Prozess. Der führt dazu, dass die Gehirnstrukturen sich dem Bedarf anpassen, indem um die länger aktivierte Synapse herum weitere Synapsen wachsen, womit die Erregungsübertragung nachhaltig und längerfristig erleichtert wird. Erst dieser Vorgang führt zu nachhaltigem Lernen.

Unter ständigen Ängsten und Depressionen ist die Amygdala – unser Angstzentrum – leichter erregbar als normalerweise und verfügt über sehr gute Verbindungen zum rechten präfrontalen Cortex, dessen Aktivierung mit negativen emotionalen Zuständen verbunden ist. In diesem Hirnareal werden jene Verbindungen gebahnt, die Antiziele (Vermeidungsziele) repräsentieren. Auch die Verbindungen zu den Regionen, die für die Mimik, Sprache, Bewegungen und den Muskeltonus zuständig sind, werden ausgebaut und diese Regionen damit „versklavt". Mangels Aktivierung verkümmern wiederum die Verbindungen zum präfrontalen Cortex auf der linken Seite, die für positive Emotionen und (positive) Ziele zuständig sind (Grawe 2004, S. 50 f).

Diese „Autobahnen" neuronaler Verbindungen müssen erst wieder zurückgebaut werden, bevor andere Wege stabil benutzbar werden; Vorrang hat demnach über längere Zeit die kontinuierliche Aktivierung von Ressourcen und die möglichst geringe Aktivierung von Problemzuständen.

Der Therapeut hat nach Grawe (2004) darauf zu achten, in der Therapie so wenig wie möglich gut gebahnte alte (etwa depressive) Muster zu aktivieren. Vor der Arbeit am Problemverhalten müssen die verkümmerten Verbindungen zu den Arealen für positive Emotionen wieder aufgebaut werden, damit der Klient wieder selbstgesteuert Ziele verfolgen und Freude erleben kann. Dazu bietet es sich an, diese Synapsen über einige Wochen so oft wie möglich zu aktivieren, indem der Klient positive Gefühle und Ziele erlebt.

Ein sporadisches oder relativ kurzes Aktivieren reicht dafür nicht aus. Schließlich muss der Therapeut nach Ende der Therapie damit rechnen, dass die alten Muster wieder aktiv werden und Patienten wieder in ihre alten Muster fallen (Grawe 2004 S. 30f). Das ist ein Grund dafür, warum das HGT die Phase der Stabilisierung mit CDs über längere Zeit begleitet.

Gesundheits-, Ziel- und Ressourcenorientierung

Eng verkoppelt mit dieser Arbeit in einer positiven Stimmung ist die Gesundheits-, Ziel- und Ressourcenorientierung. Falls sich die Teilnehmenden im Training vor allem mit ihren Ressourcen, ihren Fähigkeiten und konkreten und attraktiven Zielen befassen, kommen sie auch in eine positive Stimmung.

Der Fokus verschiebt sich dann im Training von einer problemorientierten hin zu einer ziel- und lösungsorientierten Sichtweise und wird damit dem Anspruch zeitgemäßer Gesundheitsförderung gerecht. Schwerpunktthemen sind also nicht Erkrankungen, sondern Heilung, Gesundheit, Ressourcen und Lebensperspektiven.

Prozessorientierte Verfahren

Was bedeutet „prozessorientiert"? Nehmen wir „Angst haben" als Beispiel. Es können sehr unterschiedliche Dinge sein, vor denen Menschen Angst haben. Es gibt auch eine Reihe unterschiedlicher Verfahren, ihnen solche Ängste zu nehmen. Prozessorientiert sind Verfahren, die sich nicht auf die unterschiedlichen Inhalte konzentrieren, sondern einen Prozess, in dem Fall etwa den Prozess des Verlernens, anbieten.

Bleibt man als Trainer weitgehend am Prozess orientiert, so haben die Teilnehmenden die Chance, den Prozess mit ihren eigenen Ton-Fühl-Filmen zu füllen. Für Gruppentrainings ist dies von besonderer Bedeutung. Es bedeutet, dass jeder sich seinen individuellen Film vorführen kann, während die Prozessinformationen für alle gleich sind. Der Inhalt kann dann ähnlich individuell sein wie bei einer Einzeltherapie. Die anderen Teilnehmer und der Trainer brauchen ihn nicht zu kennen.

Beispiel für eine Prozessinformation: „Während Sie weiterhin hier auf ihrem Platz dieses gute Gefühl im Körper spüren und diese Sicherheit..., können Sie sich nun auf einem Bildschirm in der Entfernung, die dafür richtig ist, die Situation vorstellen, die Ihnen bisher Angst gemacht hat, mit all dem, was es da zu sehen gibt..., zu hören gibt..."

Prozessorientierte Verfahren sind ökonomisch und effektiv. Ihre Logik erschließt sich sehr plastisch in einer Computeranalogie: Macht Ihre Textverarbeitung Probleme, so liegt das nicht an den eingegebenen Texten, sondern daran, wie Ihre Eingaben verarbeitet werden; die Lösung liegt nicht darin, andere Texte einzugeben, sondern das Programm zu ändern.

Qualitätssicherung durch empirische Kontrolle und Optimierung

Die Qualität von Gesundheitstrainings lässt sich auf mehreren Ebenen sichern. Konzepte und Materialien sollen überprüft und optimiert werden, ebenso die Ausbildung. Auch sollen die Trainer nach jedem Durchlauf ein klares Feedback darüber bekommen, wie gut sie das Training durchgeführt haben.

Ist ein Training standardisiert und gut dokumentiert, so fällt es leichter, etwa mit standardisierten Fragebögen und Untersuchungen seine Effekte zu testen. Dann lässt es sich einfacher weiterentwickeln und Trainer bekommen ein klares Feedback.

Und schließlich – wenn sich die Kosten in Grenzen halten sollen:

Das mentale Gesundheitstraining soll für Gruppenarbeit geeignet sein und durch Medien unterstützt werden

Lassen sich die positiven Effekte von Gruppen nutzen, kann das die Veränderungsarbeit erleichtern. Die Arbeit mit Gruppen ist auch kostengünstiger als eine Einzelbehandlung. Patientenhandbücher, CDs etc. ermöglichen es, in den Pausen zwischen den

Terminen und nach Beendigung des Trainings individuell weiter zu arbeiten und Effekte zu verfestigen bzw. auszubauen.

3. Das Hildesheimer Gesundheitstraining im Detail

Das Hildesheimer Gesundheitstraining entspricht obigen Kriterien. Es orientiert sich an der Gesundheit. Lebensqualität und Heilungsprozess stehen im Vordergrund.

Das Standardprogramm besteht aus insgesamt acht Einheiten (zu je 180 Minuten), die dem strategischen Konzept des HGTs entsprechen und den jeweiligen Erkrankungen angepasst werden. Gearbeitet wird in Gruppen von zehn bis zwölf Personen, die sich einmal pro Woche treffen. Das Behandlungssystem umfasst Stundenentwürfe, Verfahren, Materialien, Trancen und CDs. In erster Linie werden weiterentwickelte Methoden des Neurolinguistischen Programmierens (NLP), der Hypnotherapie (Milton H. Erickson) und der kognitiven Verhaltenstherapie eingesetzt.

3.1 Die Philosophie

Empowerment/ Hilfe zur Selbsthilfe/ Nachhaltigkeit

Das Hildesheimer Gesundheitstraining geht über Information und Vermittlung neuer Verhaltensweisen weit hinaus und vermittelt ein tiefes Verständnis der sozialen, psychischen und physischen Zusammenhänge, die zum Entstehen von Gesundheit führen. Neue Fähigkeiten werden erworben, blockierende Glaubenssätzen und ungünstige Gefühlsreaktionen verändert und sekundäre Gewinne bearbeitet. Viele dieser Erfahrungen werden zu Ressourcen, die in der Zukunft sinnvoll angewandt werden können.

Das strategische Grundkonzept: Ein detaillierter Ablaufplan und ausgefeilte Werkzeuge

Der detaillierte Ablaufplan macht es sehr wahrscheinlich, dass die Teilnehmenden durch sinnvolle Prozesse geführt werden und ihre Bedürfnisse in einer guten Atmosphäre befriedigt werden können. Die einzelnen Verfahren wurden zum Teil neu entwickelt und vielfach getestet, zum Teil mit Menschen, denen man eine Psychotherapie nicht hätte vermitteln können.

Die Orientierung an der Einzeltherapie in der Gruppe

Viele Verfahren des HGTs wie auch die speziell entwickelten Trancen vermitteln Strategien, die Teilnehmende jeweils auf ihre individuellen Fragestellungen anwenden können.[20] So können sie in weiten Bereichen parallel zueinander arbeiten. Das verstehen wir als „Einzeltherapie in der Gruppe"; sie ist möglich, da die meisten Verfahren prozessorientiert sind. Viele der Verfahren gehen nicht den schwierigen und langsamen Weg über das logische Denken und die bewusste Kontrolle, sondern richten sich direkt an automatische und normalerweise nicht bewusste Verhaltensprogramme. Deshalb führen sie in überraschend kurzer Zeit zu weitreichenden Veränderungen.

Ergänzt wird die „Einzeltherapie in der Gruppe" durch Elemente der Gruppenarbeit und der selbst-

---

[20] Dass man bei diesem Vorgehen nicht unbedingt über seine Probleme sprechen muss, bedeutet auch einen optimalen Datenschutz, denn dies gibt die Sicherheit, dass andere Personen nicht wissen, an welchen Fragen man arbeitet.

ständigen Arbeit mit Medien (CDs mit Trancen). Dieses Konzept führt dazu, dass Teilnehmende systematisch und individuell angeregt werden und sowohl bei den Gruppenterminen als auch in den Zeiten dazwischen konzentriert und engagiert an ihren Fragen arbeiten. So bleibt die Trainingszeit kurz, was sich auf die Kosten-Nutzen-Relation günstig auswirkt.

Gesundheits-, Ziel- und Ressourcenorientierung
Das HGT ist ziel- und ressourcenorientiert. Deshalb ist auch die Atmosphäre in den Gruppen angenehm und lebendig. Die Teilnehmenden beschäftigen sich in weiten Bereichen nicht mit Problemen und Beschwerden, sondern mit ihren Zielen, mit dem Sinn ihres Lebens und ihren Fähigkeiten. In guten Zuständen lassen sich leichter Lösungen finden, wie Hindernisse auf diesem Weg überwunden werden können, aber auch wie nicht veränderbare Folgen von Erkrankung und Therapie gelassen in das Leben integriert werden können.

Einsatz von Medien:
In den Zeiten zwischen den Gruppenterminen vertiefen die Teilnehmenden die Wirkung der Interventionen noch über „Hausaufgaben" und Trancen auf CD. Auch nach dem Ende des Trainings können sie die Übungen und CDs weiterhin einsetzen um nachhaltige Effekte zu sichern oder neue aktuelle Fragen anzugehen.

3.2 Das strategische Konzept: Acht Schritte zur nachhaltigen Gesundheits- und Heilungsförderung

Der Rahmen: Vertrauen und positive Erwartungen
Beginnt ein Gruppentraining, so liegt es am Trainer, sich für eine gute Atmosphäre in der Gruppe und ein Gefühl der Sicherheit und des Vertrauens zu engagieren. Da die Teilnehmenden schon anfangs neue Erfahrungen machen und erste Erfolge erleben, werden ihre positiven Erwartungen gestärkt und fast alle gehen den folgenden Prozess von Anfang an motiviert und engagiert an.

Schritt 1: Achtsamkeit: Sensibel für die eigenen Gedanken, Gefühle und Köperreaktionen werden
Wussten Sie, dass es nicht der Inhalt Ihrer Selbstgespräche ist, der Ihre Stimmung beeinflusst, sondern der Klang der Stimme? Oder dass sich Ihre Gefühlsreaktion mit verändert, wenn Sie Farbe, Helligkeit und Entfernung ihrer inneren Bilder ändern?[21] Das sind zwei Beispiele dafür, was Teilnehmende erfahren, wenn sie anfangen ihre Gedanken, ihre inneren Ton-Fühl-Filme, zu beobachten und sie spielerisch zu verändern. Auf diesem Weg gewinnen sie mehr Abstand zu ihren Gedanken und stellen fest, dass die Welt nicht unbedingt so ist, wie sie sie gerade jetzt sehen, dass auch andere Perspektiven möglich sind, die zu anderen Emotionen und anderen Körperreaktionen führen.

---

[21] Viele Menschen sehen in Zeiten in denen sie deprimiert sind, alles grau in grau und vielleicht noch verschwommen...

Schritt 2: Ressourcen: Fähigkeiten werden wieder verfügbar und Stress abgebaut

Häufig können Menschen, wenn sie stark belastet sind, sich kaum noch entspannen, sind nicht flexibel oder haben keinen Humor, während sie unter anderen Umständen über diese Ressourcen verfügen. Damit ihnen diese wieder zugänglich werden, erleben die Menschen schon am Anfang in leichten Trancezuständen gute körperliche und emotionale Zustände und kommen wieder in Kontakt zu ihren persönlichen Stärken.[22] So erleben sie tiefe Ruhe und Entspannung, auch Kraft und Gelassenheit, sowohl während der Einheiten in Übungen und Trancen als auch zu Hause mit Hilfe von CDs. Dies fördert die Erholung und den nächsten Schritt zur Stressbewältigung, bei dem diese Ressourcen mit Ankertechniken genutzt werden, um zu lernen in neuer Weise zu reagieren. Da es in guten Zuständen leichter fällt nachzudenken, zu entscheiden und Probleme zu lösen, werden schon jetzt konstruktive Sichtweisen und positive Emotionen im Alltag häufiger und massiver Stress, Sorgen und Ängste seltener.

Eventuelle Krankheitsgewinne werden in dem Maß überflüssig, in dem wichtige Bedürfnisse nicht mehr über die Erkrankung, sondern auf einem anderen Weg, über andere Ressourcen erreichbar werden.

3. Schritt: Die Orientierung auf einen Weg zu Lebensqualität und Gesundheit

Erkrankungen können viele Dinge in Frage stellen, die bisher wichtig waren. Ziele müssen überprüft und gegebenenfalls neu bewertet oder geändert werden. Häufig wissen Menschen auch, etwa wenn sie Beschwerden haben, sehr genau, was sie nicht wollen („Ich will diese Beschwerden nicht haben!"), haben aber keine präzise Vorstellung davon, was sie wollen.

Deshalb haben die Teilnehmenden Gelegenheit, sich in mehreren Schritten und auf unterschiedliche Weise, etwa mit Hilfe von Zeichnungen, von Fantasiereisen und von detaillierten sprachlichen Beschreibungen, mit ihren Zielen zu befassen und sie mit allen Erfahrungen, die sie im Gesundheitstraining machen, weiterzuentwickeln. Teil dieser Vision wird es auch sein, etwaige bleibende Folgen von Erkrankung und Therapie mit Gelassenheit zu akzeptieren und das Beste daraus zu machen.

Erleben Menschen schließlich ihre Ziele, positiv formuliert und individuell ausgeformt, in leichter Trance, so werden sie zu sehr kraftvollen anziehenden Motiven. Sie bahnen den Weg für eine kognitive Umstrukturierung („hin zu" statt „weg von") und für neue Verhaltensmuster, die ebenfalls mental trainiert werden können.

4. Schritt: Innere Konflikte lösen

Sind Teilnehmende durch innere Konflikte belastet, die auch mit der Erkrankung zusammenhängen können, so erhalten sie Gelegenheit, die Konflikte zu lösen. Damit erreichen sie, dass kein Anteil der Person die Entwicklung blockiert und alle Teile hinter ihrem Vorgehen stehen.

---

[22] Krebspatientinnen beispielsweise fanden das in unseren Studien sehr angenehm, dass nicht schon wieder die Erkrankung das zentrale Thema ist und den „Bildschirm" füllt.

5. Schritt: Blockierende Überzeugungen entmachten

Überzeugungen wie „Allergien kann ich nicht über Gedanken löschen", „Krebs ist nicht heilbar" oder „Ich verdiene nicht, gesund zu werden" blockieren schon erste Schritte zu persönlichen Zielen. Der Weg wird frei, wenn blockierende Überzeugungen etwa in einem Reimprintingprozess entmachtet werden.

Damit ist nun, nach diesen fünf Schritten, alles dafür vorbereitet innere Heilungsmuster mental zu fördern. Die folgenden zentralen Interventionen können so ihre volle Wirkung entfalten.

6. Schritt: Erholungs- und Heilungsprozesse mental fördern

Im Vertrauen auf den eigenen Körper und seine Fähigkeiten können nun über innere Ton-Fühl-Filme Heilungsprozesse angestoßen und beschleunigt werden. Man kann sich etwa das Fernziel vorstellen, den Zustand völliger Gesundheit, und ihn mit allen Sinnen samt all den begleitenden Körpergefühlen wahrnehmen und so den Körper auf dieses Ziel hin orientieren.

Erfolg versprechend ist es nach Andreas, C. und Andreas S. (1992), sich intensiv in leichten Trancezuständen an den Heilungsprozess einer ähnliche Erkrankung zu erinnern, um dem Organismus und dem Immunsystem die Botschaft zu schicken, in der gleichen Weise wie damals zu reagieren.

Erinnert man sich intensiv mit allen Sinnesorganen an die Wirkung eines Medikamentes, so lässt sich der Placeboeffekt in ganz neuer Weise ohne eigentliches Placebo nutzen.

Ungünstige Reaktionen des Immunsystems (wie eine allergische Reaktion oder eine gelernte Suppression des Immunsystems) können mit den entsprechenden Verfahren verlernt werden. Ebenso lassen sich negative Nebenwirkungen anderer Therapien häufig sehr gut beeinflussen.

7. Schritt: Soziale Ressourcen erschließen und Stressoren entmachten

Günstig ist es, wenn auch im Alltag die Familie oder andere Personen, etwa am Arbeitsplatz, Veränderungen unterstützen oder sie wenigstens nicht blockieren. Zu diesem Zweck erforschen die Teilnehmenden die eigenen Werte und Verhaltensweisen und die der anderen Beteiligten sowie eventuelle Wertekonflikte zwischen ihnen. Manche ungünstigen Reaktionen von anderen lassen sich in Gesprächen beeinflussen, andere Bedingungen, die vorher Stress verursacht haben, lassen sich jetzt mit Hilfe der gestärkten Fähigkeiten ausschalten oder gelassen hinnehmen.

8. Schritt: Detailplanung des weiteren Wegs

Am Ende des Trainings werden die Ziele und alle alten und neuen Fähigkeiten und Überzeugungen noch einmal aufgerufen und in ihrer sinnvollen Abfolge intensiv erlebt. So beginnt der neue Weg in die Zukunft, der auch weiterhin mit Verfahren und Trancen aus dem Training begleitet werden kann.

8 Schritte zu nachhaltiger Gesundheits- und Heilungsförderung

	Zentraler Inhalt	Mittel	Logik & wissenschaftlicher Hintergrund
1	Achtsamkeit: Sensibel für die eigenen Gedanken, Gefühle und Köperreaktionen werden	Innere Ton-Fühl-Filme und Selbstgespräche beobachten und sie spielerisch verändern	Diese Achtsamkeit ist eine zentrale Vorbedingung für viele prozessorientierte Veränderungsstrategien.
2	Ressourcen: Fähigkeiten werden wieder verfügbar und Stress abgebaut	Ruhe, Hoffnung, Neugier, Kraft, Flexibilität, Lebendigkeit etc. erleben und ankern, sowie Stress bewältigen	Dauerstress schädigt zahlreiche Organe bis hin zu Erkrankungen und behindert die Heilung. Die Wirkung tiefer Entspannung wird in zahlreichen Studien bestätigt (siehe etwa Schmid 2010)
3	Die Orientierung auf eine Zukunft mit Lebensqualität und Gesundheit	Intensives Erleben und Optimieren der Ziele	Ziel- und ressourcenorientiertes Denken führt zu positiven Emotionen und einer kognitiven Umstrukturierung
4	Innere Konflikte lösen (Krankheitsgewinne klären)	Übung zur Konfliktintegration	Innere Konflikte blockieren die Weiterentwicklung und die innere Ruhe; Beitrag zur Stressbewältigung
5	Blockierende Überzeugungen entmachten	Mehrere Übungen wie Reimprinting, „Kreis der Veränderung" etc.	Änderung der Selbstwahrnehmung: Vom Ausgeliefertsein zur Selbstwirksamkeit. Öffnet bisher verschlossene Wege.
6	Erholungs- und Heilungsprozesse mental fördern (Psychoimmuntherapie)	Heilungsvorgänge und Placebowirkungen imaginieren, ungünstige Immunreaktionen (Allergien, Suppressionen...) löschen	Konditionieren und Imaginieren nutzen, um ungünstige Körperfunktionen zu ändern und Immunreaktionen auszubalancieren
7	Soziale Ressourcen erschließen und Stressoren entmachten	Werte bei sich und anderen und dadurch bedingte Konflikte erkennen, Reaktionen verändern	Die soziale Unterstützung der Veränderungen absichern. Viele Studien zeigen die positiven Wirkungen eines guten Arbeitsklimas und familiärer Unterstützung auf die Gesundung.
8	Detailplanung des weiteren Wegs	Intensives Erleben der Ziele, des Wegs und der Ressourcen In einer leichten Trance	Zusammenfassung und Verstärkung des gesamten Veränderungsprozesses, Klärung des Wegs, Beseitigung von Hindernissen und Erhöhung der Motivation

All dies zusammen führt zu den Effekten, wie sie Menschen, die am HGT teilnahmen, aus ihrer Sicht schildern. Viele vermochten zu einer positiven Einstellung zum Leben zurückzufinden. Sie wissen nun wieder ganz genau, welchen Sinn ihr Leben hat und wie man diesem auf eine Weise gerecht werden kann, die die Gesundheit aktiv unterstützt. Das wird von positiven Gefühlen begleitet, bei denen das hormonelle Gleichgewicht wiederhergestellt und die emotionale Hemmung der körpereigenen Abwehr aufgehoben wird. Sie haben – je nach krankheitsspezifischer Trainingsform – erlebt, wie es ist, etwa eine Allergie zu verlernen, ihren Blutdruck zu senken oder Schmerzen zu lindern. Sie können auf Dauer ihre Gesundheit, ihre Leistungsfähigkeit und ihre Lebensqualität mit Übungen und Imaginationen unterstützen, die sie im Training gelernt haben. So entstehen optimale Voraussetzungen für einen günstigen Heilungsverlauf, Gesundheit und Stressresistenz.

3.3 Ein Blick in die Forschungswerkstatt: die Entwicklung der HGT-Formen und der Gesundheitssupervision

In unser ganzheitliches mentales Gesundheitstraining haben wir Verfahren aus den drei folgenden Gruppen so integriert, dass ihre Abfolge es leicht macht, einen einfachen und sinnvollen Prozess zu durchlaufen.

Unspezifische mentale Verfahren sollen das System, den Organismus, stärken, wie etwa ein Training nach Jacobson oder Entspannungstrance. Sie wirken am besten, wenn Stress und Anspannung die Erholung oder die Heilung einer Erkrankung blockieren, wie etwa bei („essentiellem") hohem Blutdruck oder Rückenschmerzen.

Eine zweite Gruppe von Verfahren dient dazu, die Rahmenbedingungen für eine Gesundung zu verbessern. Dazu zählen etwa Verfahren, die innere Konflikte lösen, blockierende Überzeugungen entmachten oder soziale Ressourcen erschließen.

Andere Verfahren sollen gezielt die krankheitsspezifischen Abläufe beeinflussen und Richtung Gesundheit verändern. Die NLP Allergietechnik (klassische Konditionierung einer gesunden Immunreaktion) etwa dient dazu, eine allergische Reaktion zu löschen. Eine gezielte Therapie führt zu Effekten, die von unspezifischen Entspannungstrainings allein nicht ausgelöst werden.

Insbesondere für die gezielten Therapieverfahren ist eine gesicherte Diagnose Voraussetzung. Liegt auch noch eine psychosomatische oder noch besser psychoneuroimmunologische Beschreibung der Erkrankung vor, so liefert sie uns Ideen für die „Fenster" für mentale Interventionen, das heißt, für jene physiologischen, psychischen und sozialen Prozesse, die mental beeinflusst werden können.

Beispielsweise ist bei Krebs die Anregung der körpereigenen Abwehr ein wichtiges Thema genauso wie Ängste vor der Zukunft, die von der Diagnose und individuellen Glaubenssätzen ausgelöst wurden. Bei Allergien hingegen steht das Verlernen oder die Dämpfung einer überschießenden Reaktion im Vordergrund. Vielleicht werden auch Reaktionen in der Familie von Bedeutung sein. Bei hohem Blutdruck sind die verschiedenen Regelkreise, die über die Nierenfunktion, die Spannung der Arterien etc. den Blutdruck regeln, von Interesse, aber auch

Überzeugungen und soziale Einflüsse, die Menschen unter Druck setzen.

Wenn es dann im nächsten Schritt darum geht die Behandlungsstrategie zu realisieren, spielen die inneren Bilder und Metaphern, in denen der Einzelne über seine Erkrankung denkt, eine wichtige Rolle. Beispielsweise bei Krebs: Wie stellt sich der Klient die Erkrankung genau vor, wie die Rolle des Immunsystems, in welchen Metaphern denkt er darüber nach („der Feind in meinem Körper" etc.)? Wie schätzt er die Möglichkeiten des Immunsystems und seine eigenen Fähigkeiten ein, mit dem Krebs fertig zu werden? Welche Bedeutung hat die Erkrankung für ihn?

Diese Vorstellungen (Imaginationen) stehen in engem Kontakt zu den emotionalen Reaktionen, die Heilungsprozesse fördern oder behindern können. Kennt man die Art, wie Teilnehmende über die Erkrankung denken, lassen sich ausgehend von deren (ungünstiger) Metapher die Vorstellungen so verändern, dass sie die emotionale Lage und das Immunsystem positiv beeinflussen.

Noch etwas anspruchsvoller ist es, standardisierte Trancen zur Übermittlung solcher Botschaften zu verwenden. In diesem Fall ist es sinnvoll,
- Metaphern zu wählen, die von vielen nachempfunden werden können,
- ihnen mehrere Angebote zu machen, die sehr ähnliche Botschaften umfassen, und
- auf prozessorientierte Weise, also weitgehend „inhaltsleer", zu arbeiten, also Veränderungsprozesse anzubieten und ihnen die Chance zu geben, sie mit ihren eigenen Inhalten zu füllen (in der kunstvoll vagen Gesprächsführung nach M. H. Erickson).

Die Formen des Hildesheimer Gesundheitstrainings

Diese Überlegungen führten dazu, dass – dem strategischen Konzept entsprechend – mehrere Formen des HGTs entwickelt wurden, die wiederum in den verwendeten Materialien, Informationen, Beispielen, Metaphern und Trancen auf die Besonderheiten der einzelnen Erkrankungen zugeschnitten sind. Und zwar für den Einsatz in der
- Orthopädie (bei chronischen Rückenerkrankungen),
- Onkologie (bei Krebserkrankungen),
- Allergologie (bei Allergien und Asthma),
- Kardiologie (bei hohem Blutdruck) und
- zur Schmerzlinderung (bei chronischen Schmerzen).

Die umfangreichen Systeme umfassen spezifische Trainerhandbücher samt Stundenentwürfen, Verfahren (Übungen, Trancen), Materialien, wie CDs, und spezifische Patientenhandbücher.

Die Gesundheitssupervision

Parallel zu den Trainings für chronisch Kranke wurde die Gesundheitssupervision für die betriebliche Gesundheitsförderung und die Prävention entwickelt. Sie wird speziell zur Stressbewältigung und zur Vorbeugung gegen Burn-out eingesetzt.

Viele Elemente der Gesundheitssupervision lassen sich als Stressbewältigungstechniken auffassen und führen zu gedämpften Stressreaktionen bzw. lassen diese erst gar nicht entstehen. Doch erst die Arbeit mit inneren Konflikten, blockierenden Überzeugungen und bisher konfliktreichen sozialen Situationen sichert den langfristigen Erfolg und damit die Resilienz, also die Fähigkeit, auf die Anforderungen wechselnder Situationen flexibel zu reagieren und auch schwierige Situationen zu meistern.

Weiterentwicklung und Qualitätssicherung

Wir sichern die Qualität der Trainings über Fragebögen und Studien und entwickeln die Materialen auf Grund des Feedbacks weiter. Deshalb liegen seit 2008 die Trainings für die Onkologie und die Schmerzlinderung und seit 2011 auch die Gesundheitssupervision in der überarbeiteten Version 2.0 vor.

3.4 Empirisch gesicherte Wirkungen der HGT-Formen und der Gesundheitssupervision

Datenquellen: Klinische Tests und standardisierte Befragungen

Wir wollten sicher gehen, dass sich die positiven Rückmeldungen einzelner Teilnehmer auch in klinischen Studien bestätigen lassen. Deshalb wurden und werden alle Formen des Hildesheimer Gesundheitstrainings für chronisch Kranke in einem Design mit Experimentalgruppe (mit HGT) und Kontrollgruppe (ohne HGT) untersucht.[23] Ergänzt wird dies noch durch standardisierte Befragungen der Teilnehmenden mit Hilfe von Fragebögen.

Krankheitsunspezifische Effekte

Es lassen sich in den Studien über alle Formen hinweg sehr deutliche positive Effekte und eine hohe Zufriedenheit der Teilnehmenden nachweisen. Erschöpfung, Stress, Schmerzen, innere Anspannung und negative Emotionen werden abgebaut. Die Teilnehmenden beurteilen im Vergleich zur Kontrollgruppe ihre Lebensqualität höher, ihre Gesundheit besser und ihre Lebenseinstellung positiver.

Veränderungen werden auch in den Alltag übernommen, in dem auch weiterhin Verfahren und Trancen aus dem Training angewandt werden. Auch nach sechs Monaten sind in den klinischen Tests signifikante Verbesserungen im Vergleich zur Kontrollgruppe nachweisbar.

Dazu kommen die krankheitsspezifischen Veränderungen, etwa von allergischen Reaktionen, vom Blutdruck oder von Schmerzen.

Ergebnisse: Beispiele für krankheitsspezifische Effekte

Beispiel 1: Effekte des HGTs für Herz und Kreislauf im klinischen Test [24]:

1. Der systolische Blutdruck und seine Schwankungsbreite nehmen bedeutsam ab, damit sinkt

---

[23] Details der Studien siehe unter: www.hildesheimer-gesundheitstraining.de

[24] Gefördert wurde dieses Projekt durch das Niedersächsische Ministerium für Wissenschaft und Kultur (AGIP).

auch die Wahrscheinlichkeit von Folgeschäden.
Der systolische Blutdruck nimmt langfristig (über sechs Monate) hoch signifikant ab, und zwar mit einer bedeutsamen Differenz – und das sowohl in der Einzelmessung als auch in der 24-Stunden-Messung. Da auch die Schwankungsbreite des systolischen Blutdrucks hoch signifikant abnimmt, sinkt auch die Wahrscheinlichkeit von Folgeschäden.

Proteinurie-Index	HGT-Gruppe	Kontrollgruppe
vorher	107,90	94,63
nachher	107,13	98,93
langfristig	84,97	106,68

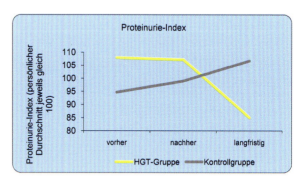

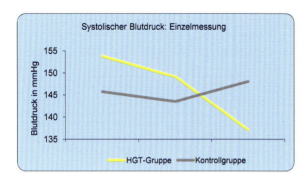

2. Der Gesundheitszustand der Nieren verbessert sich, das Dialyserisiko sinkt.

Eine der wichtigsten Folgen eines Bluthochdrucks ist eine Schädigung der Nieren, die ihrerseits wieder den Blutdruck erhöht. Dieser Teufelskreis kann dazu führen, dass eine Dialyse notwendig wird. Die Eiweißausscheidung im Harn (Proteinurie) ist eines der Merkmale einer Nierenschädigung.
Bei den HGT-Teilnehmern hat die Proteinurie nach sechs Monaten hoch signifikant um 23 Prozent abgenommen. Das bedeutet, dass sich das Risiko einer Dialyse stark verringert hat.

Da die Abnahme des Blutdrucks und der Proteinurie in unserer Untersuchung auch nicht miteinander korrelieren, lässt sich dieser Effekt nicht auf die Abnahme des Blutdrucks zurückführen. Dies spricht dafür, dass sich hier ein Effekt der suggestiven Beeinflussung der Nierenfunktion zeigt.

Beispiel 2: Effekte des HGTs für die Orthopädie im klinischen Test [25]

1. Beschwerden nehmen während der Reha ab.

Die folgende Abbildung zeigt beispielhaft das Ausmaß der Veränderungen auf der „Änderungssensitiven Beschwerden- und Symptomliste" von Krampen zwischen den Messwerten am Anfang und am Ende der Rehamaßnahme:

---

[25] Gefördert wurde dieses Projekt durch das Niedersächsische Ministerium für Wissenschaft und Kultur (AGIP).

Insgesamt bessert sich der Zustand bei den am HGT Teilnehmenden auf allen sechs Skalen signifikant mehr auf als bei der Vergleichsgruppe, die genauso wie die HGT-Gruppe das übliche Programm mitgemacht hat, inklusive einem klassischen Gesundheitstraining.

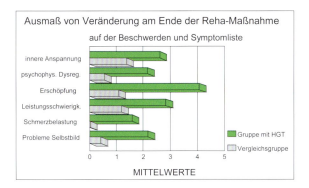

Besonders hinweisen möchten wir auf die Verringerung der "körperlichen und psychischen Erschöpfung" und die "Schmerzbelastung". Schmerzen zu reduzieren ist (neben der Verbesserung der Beweglichkeit) eines der Hauptanliegen der an der Reha Teilnehmenden.

2. Effekte sind auch nach sechs Monaten nachweisbar.

Die Veränderungen nach sechs Monaten gibt die folgende Abbildung wieder. Auch hier handelt es sich wieder um die Differenz der Messwerte am Anfang der Maßnahme und eben nach sechs Monaten. Schon auf den ersten Blick ergibt sich ein bemerkenswertes Bild: Die positiven Veränderungen am Ende der Kur sind bei der Vergleichsgruppe sechs Monate später nicht mehr vorhanden; in allen sechs Skalen zeigen sich auffallende, zum Teil signifikante Verschlechterungen. Innerhalb der Gruppe mit HGT bleiben deutliche, zum Teil signifikante Besserungen nachweisbar; das HGT hat die Genesung stabilisiert.

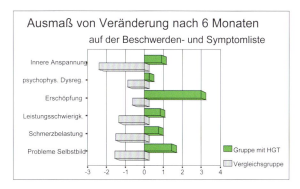

Beispiel 3: Effekte des HGTs für die Allergologie [26] im klinischen Test

Momentan spielen psychologische Verfahren in der Behandlung von Allergien kaum eine Rolle; bevorzugt werden medikamentöse Verfahren, die abgesehen von der Hyposensibilisierung nicht auf Heilung, sondern nur auf die Linderung von Symptomen ausgerichtet sind.

Dass dies völlig unangemessen ist, zeigen diese Effekte bei HGT-Teilnehmern:

1. Die Stärke der allergischen Reaktion während

---

[26] Gefördert wurde dieses Projekt durch das Niedersächsische Ministerium für Wissenschaft und Kultur (AGIP).

der Pollenflugsaison hat sich im Vergleich zu den Kontrollgruppen drastisch verringert.

2. Damit hat sich auch die Zahl derer signifikant erhöht, die keine antiallergischen Medikamente mehr nehmen, während andere zu schwächeren Medikamenten wechseln oder den Gebrauch stark einschränken.

Komplexe mentale Verfahren beeinflussen demnach allergische Reaktionen nachhaltig günstig und das strategische Konzept des HGTs als Gruppenverfahren hat sich auch für Allergien sehr gut bewährt. Aus der Sicht der Patienten sollten derartige Verfahren schnellstmöglich Teil der Standardversorgung werden, was angesichts dieser Ergebnisse und ihrer Nachhaltigkeit den Kostenträgern zu beträchtlichen Einsparungen verhelfen würde.

Beispiel 4: Effekte der Gesundheitssupervision

In 2010 wurde eine Gesundheitssupervision mit einer Gruppe von Mitarbeitern und Mitarbeiterinnen einer niedersächsischen psychiatrischen Klinik wissenschaftlich begleitet durchgeführt.

Effekte:
- Es nahmen Stresssymptome in relevantem Umfang ab,
- Hoffnung und Optimismus nahmen zu,
- die Teilnehmenden erkennen jetzt Stresssymptome und Bedürfnisse früher als zuvor und verfügen über mehr Mittel um leistungsfähig und gesund zu bleiben und
- sie bewerten ihre Lebensqualität nach dem Training deutlich höher.

Als Beispiel: Stresssymptome nehmen hoch signifikant und in relevantem Umfang ab

Die Teilnehmer erleben nachher kaum noch körperliche und psychische Erschöpfung, ihre Nervosität und innere Anspannung hat hoch signifikant abgenommen, ebenso Leistungs- und Verhaltensschwierigkeiten, wie Ängste, Konzentrationsschwierigkeiten etc. und Schmerzen.

	Vor der GSV	Nach der GSV	Signifikanz
Körperliche und psychische Erschöpfung	2,7	2,1	hoch signifikant
Nervosität und innere Anspannung	2,2	1,8	hoch signifikant
Psychophysische Dysregulation	1,7	1,5	nicht signifikant
Leistungs- und Verhaltenschwierigkeiten	2,0	1,6	hoch signifikant
Schmerzbelastung	1,9	1,6	hoch signifikant

Mentales Gesundheitstraining | HGT 01

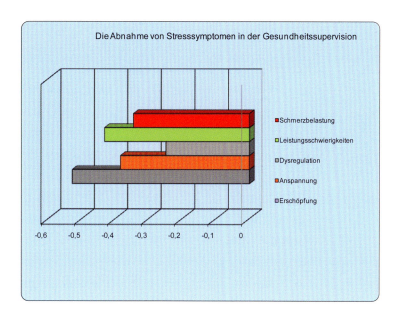

Nachhaltigkeit

Über 75 Prozent der Teilnehmenden geht es auch zwei Jahre nach dem HGT besser als vorher.

Dr. med. I. Wilcke befragt seine Patienten, die überwiegend unter Allergie oder allergischem Asthma litten, zwei Jahre nach dem HGT: „Bewerte dein Befinden in der Zeit nach dem HGT mit der gleichen Zeitspanne vor dem HGT. Geht es dir nach dem HGT insgesamt besser, schlechter oder genauso gut wie davor?" [27]

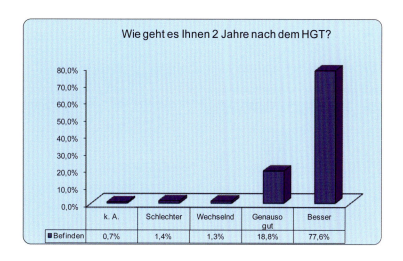

[27] Stand vom 09.05.08: Antworten von 143 Teilnehmenden

Literatur und Internet

Achterberg Jeanne, Dossey Barbara, Kolkmeier Leslie (1996):
Rituale der Heilung. Die Kraft von Phantasiebildern im Gesundungsprozess
Goldmann, München 1996

Alisch, I.; Altmeyer, H.-J.; Witt, K. & Unterberger, G. (1997): Hildesheimer Gesundheitstraining sichert den Erfolg einer Rehamaßnahme. Apropos Reha, 2, 3, 26-28.

Alisch, I.; Altmeyer, H.-J.; Witt, K. & Unterberger, G. (1997): Erfahrungen mit dem HGT (Hildesheimer Gesundheitstraining) für an Krebs Erkrankte. MultiMind, 6, 6, 8-11

Alisch, I.; Altmeyer, H.-J.; Witt, K. & Unterberger, G. (1998): Mentale Heilungsförderung.
Prävention 3, 1998

Alisch, I.; Bargfeldt, M.; Müller, G.A.; Schulz, E.; Sievers, R.; Unterberger, G. (2001): Abschlussbericht zum Projekt „Additive Effekte des Hildesheimer Gesundheitstrainings (HGT) bei Patienten mit arterieller Hypertonie und kompensierter Niereninsuffizienz".
www.hildesheimer-gesundheitstraining.de

Andreas, C.; Andreas S. (1992): Mit Herz und Verstand. NLP für alle Fälle
Junfermann, Paderborn 1992

Angermeyer C. M.; Kilian R.; Matschinger, H. (2000): WHOQOL - 100 und WHOQOL - BREF Handbuch für die deutschsprachige Version der WHO Instrumente zur Erfassung von Lebensqualität
Hogrefe, Göttingen u. a.

Bargfeldt, M.; Unterberger, G. (2002): „Psychologische Begleitung von Krebstherapien mit Hilfe von Medien."
Die Evaluation eines Systems zur Steigerung der Lebensqualität, Verringerung von Nebenwirkungen und Förderung der Erholung.
www.hildesheimer-gesundheitstraining.de

Bauer J. (2007): Das Gedächtnis des Körpers. Wie Beziehungen und Lebensstile unsere Gene steuern.
Piper, München, Zürich

Bongartz Walter (1996): Der Einfluss von Hypnose und Stress auf das Blutbild. Psychohämatologische Studien. Walter Lang, Frankfurt am Main, 1996

Buske-Kirschbaum, A. (1995): Klassische Konditionierung von Immunfunktionen beim Menschen.
Beltz, Weinheim

Ciompi, L. (1997): Die emotionalen Grundlagen des Denkens – Entwurf einer fraktalen Affektlogik.
Vandenhoeck und Ruprecht, Göttingen

Grawe, K. (2004): Neuropsychotherapie. Hogrefe, Göttingen etc.

Kaiser Rekkas, A. (2007): Die Fee, das Tier und der Freund. Hypnotherapie in der Psychosomatik. Carl-Auer, Heidelberg

Krampen, G.: Skalen zur Erfassung von Hoffnungslosigkeit (H-Skalen).
Hogrefe, Göttingen u. a. 1994

Krampen, G.: ASS-SYM: Änderungssensitive Symptomliste zu Entspannungserleben, Wohlbefinden, Beschwerden- und Problembelastungen
Hogrefe, Göttingen u. a. 2006

Küchler, Th.; Rappat, S.; Kolst, K.; Graul ,J.; Wood-Dauphinee, S.; Henne-Bruns, D.; Schreiber ,H.-W. (1996): Zum Einfluß psychosozialer Betreuung auf Lebensqualität und Überlebenszeit von Patienten mit gastrointestinalen Tumoren.
Forum DKG (11) 1996, Deutsche Krebsgesellschaft e. V.

Mayer, J.; Hermann, H.-D. (2010): Mentales Training. Grundlagen und Anwendungen in Sport, Rehabilitation, Arbeit und Wirtschaft
Springer; Berlin, Heidelberg, New York

Muthny (1998): F. A. Muthny (unter Mitarbeit von H. Faller, U. Küchenmeister, K. Mücke, R. Oberpenning, U. Schlömer – Doll, U. Schmitz – Huebner, R. Stecker, B. Winter): Psychoonkologie – Bedarf, Maßnahmen und Wirkungen am Beispiel des „Herforder Modells"
Lengerich u. a. 1998, Pabst Science Publ.

Rossi; E. L. (1991): Die Psychobiologie der Körper-Seele-Heilung. Neue Ansätze der therapeutischen Hypnose. Synthesis, Essen

Schmid, G. B. (2010): Selbstheilung durch Vorstellungskraft. Springer, Wien

Schmid, G. B. (2010): Tod durch Vorstellungskraft. Springer, Wien

Stein, B.; Fritsche, K & Kochinki, N. (2003): Krisenintervention in der Onkologie. In: Riecher-Rössler, A. & Stiglitz, R.D. (Hrsg): Psychiatrisch-psychotherapeutische Krisenintervention. Göttingen: Hogrefe.

Stefanski, V. (2007): Neuroendokrin-Immun-Interaktionen bei Neoplasien.
in: R. H. Straub (Hg.): Lehrbuch der klinischen Pathophysiologie komplexer chronischer Erkrankungen, Band 2: Spezielle Pathophysiologie

Unterberger, G.; & Witt, K. (1998): Abschlussbericht zur Evaluation des Hildesheimer Gesundheitstrainings (HGT) bei Rhinitis und allergischem Asthma.

www.hildesheimer-gesundheitstraining.de

Unterberger, G. (2000): Das Hildesheimer Gesundheitstraining – ein neues Instrument für die psychische Versorgung von Krebspatienten. Forum Komplementäre Onkologie & Forum Immunologie, 3, 2 und 3, 3

Unterberger G. (2005): Die emotionale Konstruktion der Wirklichkeit und die Konsequenzen für die NLPt.
In: Bader, Haberzettl, Weerth, Gimmler, Witt (Hrsg): Emotion und Beziehung
Psymed, Hamburg oder: www.hildesheimer-gesundheitstraining.de

Unterberger, G. (2009): Macht der Rituale
Kommunikation und Seminar 5/2009, Junfermann
oder: www.hildesheimer-gesundheitstraining.de

Unterberger, G. (2009): Resilient und stressresistent - Effekte der Gesundheitssupervision
www.hildesheimer-gesundheitstraining.de

Unterberger, G.; Christ C. (2010): Lebensqualität und Heilungsförderung
Zwischenbericht zur Evaluation des „Hildesheimer Gesundheitstrainings für die Onkologie 2.0"
www.hildesheimer-gesundheitstraining.de

Witt, K. (1999): Effekte Mentaler Allergiebehandlung. Evaluation des Hildesheimer Gesundheitstrainings zur mentalen Beeinflussung der allergischen Immunantwort auf Birkenpollen. Hamburg: Lit.

www.hildesheimer-gesundheitstraining.de

www.krebstherapie-media.de

Anhang:

Überblick über das Trainermanual

I. Alisch, H.- J. Altmeyer, C. Christ, G. Unterberger, K.- H. Wenzel, K. Witt
Das Hildesheimer Gesundheitstraining für die Onkologie
Version 2.0 - 2009

Vorgespräch

Ziele:
Auftragsklärung
Kurze Anamnese
Gruppenfähigkeit und Belastbarkeit abschätzen

1. Einheit: „Mental die Gesundheit fördern"

Ziele:
Warming up
Überblick über das HGT
Einfluss mentalen Trainings auf den Körper erkennen
Motivation zu Veränderungen, zum HGT
Tiefe Entspannung erlernen

2. Einheit: „Gedanken, Stimmung und Körperempfindung"
Ziele:
Selbstwahrnehmung bezüglich des momentanen Gesundheitszustandes
Eigene Ressourcen schaffen: Kraftquelle und Ankertechnik
In neuer Weise über Dinge nachdenken, die früher zu Ärger, Kränkungen, Trauer führten
Erlernen von Assoziations-Dissoziations-Techniken

3. Einheit: „Der Körper glaubt, was Sie ihm erzählen"

Ziele:
Sensibel werden für die individuelle Art, über Krankheit zu denken
Selbsthypnose erlernen
Ziel- und ressourcenorientiertes Denken ausbauen

4. Einheit: „Gewinne und positive Absichten"

Ziele:
Die „positive Absicht" hinter einem Verhalten erkennen
Konflikte mit Bezug zu Gesundheit/Erkrankung lösen

5. Einheit: „Vision vom Leben in der Zukunft"

Ziele:
Persönliches Gesundheitsziel finden und formulieren
Einschränkende Glaubenssätze erkennen und verändern
Ganzheitliches Denken vertiefen

6. Einheit: „Innere Versöhnung"

Ziele:
Sich der eigenen Ressourcen bewusst werden
Veränderung einer einschränkenden zentralen Überzeugung

7. Einheit: Heilung und Erholung

Ziele:
Durchführen komplexer Heilungsunterstützung
Erwerb von Wissen darüber

8. Einheit: „Erweitern Sie Ihre Freiräume!"

Ziele:
Eine weitere Förderung der Selbstheilung erfahren
Eigene Werte deutlicher wahrnehmen
Sich der Bedeutung von Werten für die eigenen Ziele bewusst werden
Sich mit den Werten innerhalb des eigenen Familiensystems auseinandersetzen
Vervollständigung der Gesundheitsziele unter Berücksichtigung der eigenen Werte.

9. Einheit: „Mit Zuversicht in die Zukunft!"

Ziele:
Zukunftsplanung; Handlungsschritte, die zum Ziel führen, erkennen und gehen

Drei Beispiele aus dem onkologischen HGT

Die folgende Liste liefert einen ersten Überblick über die Themen, die mit vielen Übungen und Selbsterfahrungen im Training behandelt werden, und über die dafür speziell entwickelten Trancen

Der erste Überblick über das Training:

Ihre Erfahrungen im Hildesheimer Gesundheitstraining

- Tiefe Entspannungszustände erleben und erlernen
- Gedanken, Stimmung und Körperempfindung erkennen und verändern
- Innere Ressourcen und Stärken erarbeiten
- In neuer Weise mit Ärger, Kränkungen und Stress umgehen
- Gewinne und positive Absichten
- Zielvorstellungen für das eigene Leben entwickeln
- Hindernisse auf dem Weg dorthin erkennen und überwinden
- Den Einfluss mentaler Verfahren auf die Gesundheit nutzen
- Einschränkende Denkmuster und Überzeugungen aufdecken und verändern
- Die eigenen Werte und deren Einfluss auf die Gesundheit erfahren
- Selbstbestimmt nach einem persönlichen Gesundheitsplan in die Zukunft gehen

Das Körper-Seele-Geist-Welt-Modell

Dieses Modell aus der ersten Einheit veranschaulicht, dass eine eingeschränkte Sicht der Welt nicht „die Welt an sich" ist. Wer die Auswahl (die Filter seiner Wahrnehmung) ändert, ändert auch seine emotionalen Reaktionen und die Art, wie sein Körper und sein Immunsystem reagieren. So werden die im Training erlebten Veränderungen auch für das Bewusstsein leichter fassbar.

Mein Körper glaubt, was ich ihm über die Welt erzähle!

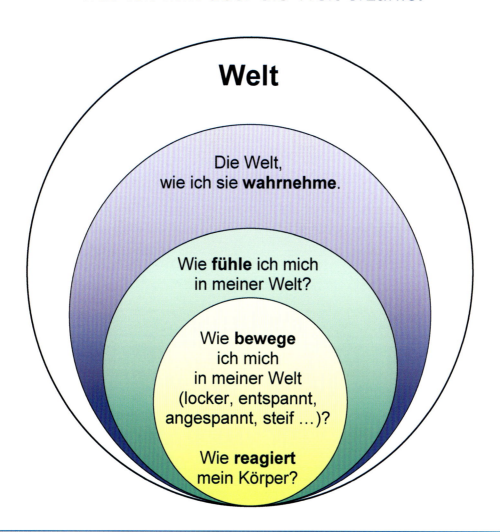

Trance 01 „Innere Landschaften"

Dies ist die erste Trance des HGTs, die Sie auch auf der beiliegenden CD finden. Ihr Ziel ist vor allem tiefe Entspannung und Erholung. Bitte führen Sie diese Trance nur dann mit anderen durch, wenn Sie durch eine entsprechende Ausbildung dafür qualifiziert sind.

Du kannst nun alles,
was dich eben noch beschäftigt hat,
für eine Weile ruhen lassen..
und wenn du möchtest,
so schau dich ruhig noch einmal um
und betrachte deine Umgebung...
und höre auf die Geräusche hier im Raum...
auf die Musik...
und meine Stimme...
und vielleicht riechst du auch den speziellen Geruch hier..
und spürst,
wo sich deine Haltung schon richtig anfühlt...
und wo du sie ruhig noch so verändern kannst,
dass es noch bequemer wird...
und du wieder zu jener wirklich angenehmen Stellung findest...
die dir vertraut ist....
für tiefe Ruhe und Entspannung....

Und es ist nicht wichtig,
ob du deine Augen schon geschlossen hast,
oder sie erst dann schließen wirst,
wenn es deinem Gefühl nach der richtige Zeitpunkt ist...

Und während dein Körper wahrscheinlich
schon angefangen hat
sich zu entspannen..,
ist es in Ordnung,
falls ein Teil von dir noch für einige Zeit
wach und aufmerksam bleibt...
und genau beobachtet,
was hier geschieht,
und wie nützlich und wohltuend das ist....

Währenddessen kannst du in aller Ruhe deinen Atem beobachten
und spüren,
wie er ein und ausströmt... ...
und den Brustkorb hebt.... und senkt..
und du kannst dich ganz vertrauensvoll tragen lassen...
von diesem sanften Auf und Ab...,
das dich immer schon begleitet hat...
und vielleicht hast du noch gar nicht gemerkt,
wie ruhig dein Atem schon geworden ist...
und langsam,
vielleicht auch in Wellen,
immer ruhiger und tiefer wird...
und du die leichten rhythmischen Bewegungen des Bauches fühlen kannst...
während dein Atem
deinen Körper mit Energie versorgt,
spürst du dieses Strömen der Energie auch,

irgendwo im Körper als ein Kribbeln...
ein Gefühl von Wärme...
und es kann sein,
dass sich dein Körper jetzt schon irgendwie sanft und ruhig anfühlt....
denn es gibt nichts für dich zu tun,
nichts Falsches und nichts Richtiges.
("Lebensräume")
Und so kannst du dich in aller Ruhe entscheiden,
ob du einfach nur der Musik und der leisen Stimme lauschen willst,
oder ob du deine Phantasie auf eine Reise schickst...
,
in jene anderen Räume deines Lebens, tief in deiner inneren Welt...
Denn du weißt,
neben deinen Alltagsräumen und Alltagserfahrungen
gibt es noch jene anderen Räume mit den Träumen deines Lebens....
und wenn du nun das Tor zu dieser inneren Welt öffnest,
bist du vielleicht erstaunt,
welcher Ort dich heute anzieht...
um dir diese tiefe innere Ruhe zu schenken....
zum Entspannen und zum Träumen ....
und vielleicht zeigt er sich noch unklar, verschwommen...
vielleicht schon klar und deutlich.....,
wie auch immer lass ruhig diesen Ort auf dich wirken ...
und nimm wahr, was es hier zu sehen gibt....
in seinen Farben...
und seinen Formen...
und lausch hinein in die Tiefe deiner inneren Landschaft...
was es für dich da zu hören gibt...,
an Geräuschen, an Klängen...,
an Stimmen...
und es kann sein, du nimmst auch einen zarten Duft wahr...
...einen bestimmten Geschmack...
und spürst einen leichten und angenehmen Lufthauch auf deiner Haut...
mit genau der Wärme, wie du sie liebst...
und spürst das gute innere Gefühl in deinem Körper,
das dir sagt,
das es wieder an der Zeit ist,
dies alles zu genießen...
(Ressource "von etwas Neuem fasziniert")
und dich auf etwas Neues, etwas Ungewöhnliches zu freuen ...,
und dieses gewisse Kribbeln zu spüren,
wenn etwas Neues, etwas Ungewöhnliches geschieht...,
sind Kinder manchmal fasziniert...
wie magisch angezogen....
und vielleicht erinnert dich dein Inneres jetzt schon wieder an eine Zeit,
da dich etwas Neues fasziniert hat....,
wie magisch angezogen hat......
und lässt dich spüren
wie es ist,
von etwas Neuem, etwas Ungewöhnlichem...

wie magisch angezogen zu werden...
die Welt auf diese faszinierende Weise zu sehen....
und auf Klänge oder Stimmen in dieser Weise zu hören...
Neues auszuprobieren.....
und im Körper diese Leichtigkeit zu fühlen,
und diese pulsierende Energie...
an manchen Stellen besonders deutlich...
Und wenn dir in der nächsten Zeit Neues, Ungewöhnliches begegnet....,
ist es an der Zeit,
genau diese Leichtigkeit...und diese pulsierende Energie zu spüren...,

("Erholung")
wie jetzt, während du so tief in Gedanken träumst...
und vielleicht den Regenbogen über dir...
in seinen leuchtenden Farben...
noch gar nicht bemerkt hast....,
und hier in deiner inneren Welt ist es leicht,
dem Regenbogen nahe zu kommen....
und in dieses Licht.... in diese Farben... einzutauchen...
und das Licht lässt den Kopf frei werden....
wie ein Windhauch...
und bringt eine helle Klarheit in die Gedanken....

und während du wahrnimmst,
wie im Nacken Wirbel für Wirbel im Licht erstrahlen....
fühlt sich dein Hals vielleicht jetzt schon irgendwie freier an...

und die Schultern lockerer...
und Verspannungen, wo immer welche sind...
lösen sich auf,
wenn sie vom Licht berührt werden...
vielleicht mit einem Kribbeln..
einem Gefühl von Wärme...
und dein Rücken fühlt sich irgendwie elastischer an...
und dein Unterkörper spürt diese angenehme Energie des Lichts...
auch deine Beine bis in die Zehenspitzen....,
und deine Arme werden vom Licht durchflutet....
und deine Hände...
und entspannen sich bis in die Fingerspitzen....
Und so kannst du nun in Ruhe zuschauen,
wie dein ganzer Körper vom Licht umspielt wird...
und auch die Organe in deinem Körper...
in dir...
werden vom Licht umspielt und durchflutet....,
und vielleicht spürst du jetzt schon auf deine ureigene Weise,
wie das deine Organe genießen....
und wie das deine Erholung fördert....
und das Licht durchflutet auch deine Adern und deine Lymphbahnen...
und alle deine Gewebe...
und sie erholen sich,
dein ganzer Körper kann sich regenerieren...

und vielleicht kann sich die Weisheit deines Körpers jetzt schon ein plastisches Bild davon machen,
wie diese Erholung weitergehen wird

und die Teile deines Körpers,
die diese Erholung besonders brauchen,
diese Aufmerksamkeit genießen...
und in ihrem Tempo gesünder und gesünder werden...
und zeigt dir so etwas wie einen Film über diese Erholung..
einen Film in deinen Farben der Heilung...

und vielleicht kannst du jetzt schon sehen,
wie Schädliches dahin schmilzt wie Schnee in der Sonne...
...sich auflöst...
und diese Körperbereiche Schritt für Schritt in deinen Farben der Heilung gesünder und gesünder werden...
und es kann sein,
dass das von ganz bestimmten Klängen begleitet wird...
...von Musik..., Stimmen...
und bestimmten Empfindungen....,
die dir zeigen,
wie gut dir all das tut,
was bereits begonnen hat....,
während du die Weisheit deines Körpers bitten kannst,
mit dieser Erholung fortzufahren....
in der nächsten Zeit,
in ihrem eigenen angemessenen Tempo...
und alle ihre Fähigkeiten zur Heilung zu nutzen...
während du dir Raum und Zeit gibst für Gefühle wie Freude...und Leichtigkeit...

und das Gefühl, geliebt zu werden...

Und im Vertrauen auf deinen Körper kannst du nun deine inneren Rume wieder verlassen...
und deine Aufmerksamkeit langsam wieder nach außen richten...
vielleicht spürst du schon den Wunsch,
dich zu bewegen, dich zu recken und zu strecken...
Und während dein Atem nun schon wieder etwas kräftiger wird,
hört sich manches irgendwie anders an....,
wenn du frisch und erholt und voll neuer Energie wach und klar die Augen öffnest
und dich nach außen orientierst.

Siegmund Josten
Modul B – das Bewegungsmodul zum Hildesheimer Gesundheitstraining

Das Bewegungsmodul greift das Bedürfnis vieler Krebspatientinnen auf, ihrer Erkrankung mit Bewegung und Tanz zu begegnen. Es wurde so konzipiert, dass es die Lehrinhalte des HGT aufgreift und in Körperübungen erfahrbar macht. Auf diese Weise sind die gesundheitsfördernden Wirkungen etwa des Sports, der Tanztherapie und des HGTs in einem Training vereinigt. So wie das HGT 2.0 umfasst auch das Bewegungsmodul neun Trainingseinheiten. Die Teilnahme kann sowohl anstelle des HGT erfolgen als auch zusätzlich, entweder nacheinander oder parallel.

Mittlerweile ist allgemein anerkannt, dass Krebspatienten/innen durch regelmäßigen Sport Vorteile für ihre Gesundheit bewirken können. Für einige Krebsarten sind positive Auswirkungen gut untersucht[28]; sie zeigen sich in einer besseren Verträglichkeit medizinischer Behandlungen[29] und einer höheren Wahrscheinlichkeit, von Rezidivbildung[30] verschont zu bleiben. Bei entsprechend guter Konstitution wird Krebspatienten/innen empfohlen, möglichst täglich 30 bis 60 Minuten Sport zu treiben, dabei ins Schwitzen zu kommen, so dass der Puls deutlich ansteigt.[31] Doch auch mit erheblich geringerer Trainingsintensität sind positive Wirkungen zu erreichen.[32] Entscheidend sind die individuelle Leistungsfähigkeit, das Wohlbefinden während des Sports und das anschließende Wohlgefühl, gefordert und dennoch erfrischt zu sein.

Zu den körperlichen Effekten sportlicher Betätigung gesellen sich positive psychische Effekte. Sie resultieren zum Teil aus der Ausschüttung stimmungsaufhellender Botenstoffe und zum Teil aus dem Erleben. Wer seinen Körper nach Lust und Laune nutzen darf, gewinnt ein wichtiges Stück Selbstbestimmung zurück und findet leichter einen Weg aus dem Gefühl des Ausgeliefertseins, das viele Patientinnen während der medizinischen Behandlung empfinden. Die Krebsdiagnose kommt zuweilen wie aus heiterem Himmel, wodurch das Vertrauen in den eigenen Körper leidet. Sport baut Kontakt zum Körper auf, der Körper kann wieder als verlässlicher Partner erlebt werden. Wer bemerkt, dass der eigene Körper sogar nach schwerer Krankheit wieder an Ausdauer und Kraft gewinnt, wird leichter glauben können, dass der Körper auch die Krankheit überwinden kann. So vermittelt das Erlebnis sportlicher Betätigung ein wichtiges Stück Hoffnung und Selbstvertrauen.

---

[28] Vgl. Baumann, Freerk T. & Schüle, Klaus (Hgg.): Bewegungstherapie und Sport bei Krebs: Leitfaden für die Praxis. 2008, Deutscher Ärzteverlag mit zahlreichen Hinweisen auf aktuelle Studien.
[29] Vgl.: Dimeo, Fernando C.: Sport und Bewegung für Tumorpatienten. In: Dimeo, Fernando C. u. a.: Krebs und Sport. Ein Ratgeber nicht nur für Krebspatienten. 2006, Weingärtner Verlag, S. 47-158
[30] Vgl.: Meyerhardt, Jeffrey A. et. al.: Physical Activity and Survival After Colorectal Cancer Diagnosis, In: Journal of Clinical Oncology, Vol. 24, 2006, Nr. 22, S. 3527-3534
[31] Vielen ist noch die Empfehlung für Gesundheitssport bekannt, wöchentlich drei Trainingseinheiten von 30 Minuten bei moderater Belastung zu absolvieren. Als Reaktion auf die Zunahme von Bewegungsmangel in Arbeitsleben und Alltag wurde diese Empfehlung Ende der 90er Jahre angepasst.
[32] Vgl.: Lahmann, Petra et. al.: Physical Activity and Breast Cancer Risk. The European Prospective Investigation into Caner and Nutrition. In: Cancer Epidemiology, Biomarkers and Prevention, 2007, Nr.1, S. 36-42

Das Bewegungsmodul zum HGT will an ein sportliches Training heranführen, das dazugehörige Wissen vermitteln und die Praxis einüben. Um Krebspatientinnen unterschiedlicher Fitnesszustände ein jeweils angemessenes Angebot unterbreiten zu können, wurden drei Trainingssequenzen mit unterschiedlicher Intensität von leicht bis mittel[33] konzipiert, so dass

- in nahezu jedem Fitnesszustand ein Training mit Spaß durchgeführt werden kann,
- das Training in der Gruppe zu einer täglichen Bewegungseinheit zuhause anregt,
- körperliche Bewegung mit Wohlbefinden assoziiert werden kann,
- die Teilnehmerinnen Lust auf mehr körperliche Bewegung bekommen.

Wichtiger als Art und Intensität des Trainings ist, dass Bewegung in ausreichendem Maße Teil des Alltagslebens ist. Denn angemessene Bewegung wirkt vitalisierend auf den gesamten Organismus und das Lebensgefühl.

Wenn Menschen im Zusammenhang einer körperlichen Erkrankung an körperliche Bewegung herangeführt werden, ist es nahe liegend, die Entwicklung von Körperwahrnehmung besonders zu stärken. Körpersignale geben wichtige Hinweise und helfen, dem Weg zur Gesundheit zu folgen. Da geht es z.B. darum, die Grenze von angemessener Belastung zur Überlastung genau wahrzunehmen. Wer geübt ist, den Körper zu beobachten, ist auch sensibilisiert, den körperlichen Widerhall psychischen Empfindens und mentaler Prozesse wahrzunehmen. „... je weniger wir uns bewegen, umso weniger fühlen wir und um so weniger lernen wir aus bewegter Erfahrung." [34] In bewegtem Erleben hingegen kann sich die Persönlichkeit in einer Art entwickeln, in der die Ausrichtung auf Gesundheit selbstverständlich ist. Es findet Integration statt von innerem Erleben und äußerem Handeln oder von wahrgenommenen Emotionen, begleitenden Gedanken und resultierendem Verhalten. Diese Integration fördert die Eigenwahrnehmung als ‚ganz sein'.

Ein Gesundheitstraining zielt darauf, bei den Teilnehmenden Lernprozesse und Entwicklungen hin zu einer guten Gesundheit anzustoßen. Lernen findet in einem belebten Körper statt.[35] Wenn Lernprozesse während starker Gefühle oder während körperlicher Bewegung stattfinden, führen sie besonders leicht zu neuen Erkenntnissen und werden besonders stabil in neuen Handlungsmustern etabliert. [36] Die unter dem Stichwort Embodiment geführte interdisziplinäre Diskussion[37] legt nahe, den Körper

---

[33] Eine entsprechende Fitness vorausgesetzt kann zwar auch mit hoher Intensität trainiert werden, es ist aber kaum anzunehmen, dass sich leistungsfähige Sportler/-innen in Krebssportgruppen finden.
[34] Büntig, Wolf: Bionergetik. In: Corsine, Raymond J. (Hg.): Handbuch der Psychotherapie. Erster Band, S. 66-110, 1987, Beltz Verlag, S. 76
[35] Vgl. Tschacher, Wolfgang: Wie Embodiment zum Thema wurde. In: Storch, Maja; u. a., S. 11-34, a.a.O.
[36] Das ist auf die Ausschüttung neuroplastischer Botenstoffe zurück zu führen. Vgl. Hüther, Gerald: Wie Embodiment neurobiologisch erklärt werden kann. In: Storch, Maja; u. a., a.a.O.
[37] Storch, Maja; Cantieni, Benita: Hüther, Gerald: Tschacher, Wolfgang: Embodiment. Die Wechselwirkung von Körper und Psyche verstehen und nutzen. 2010, Huber Verlag

in ein mentales Gesundheitstraining einzubeziehen. Wenn Gesundheitssport auch noch gesunde Gedanken fördert, werden zwei Fliegen mit einer Klappe geschlagen.

Gedanken, Sinneseindrücke und Körpererfahrungen werden in verschiedenen Hirnarealen repräsentiert. Sind konkrete Lebenssituationen mit bestimmten Gedanken, Sinneseindrücken und Körperhaltungen verbunden, so sind die dazugehörigen Erregungsmuster im Hirn miteinander gekoppelt. „Durch synchrone Erregungsmuster werden nicht nur Farbe und Form miteinander verbunden, sondern ganze Erlebnisgestalten mit all ihren motorischen, sensorischen, affektiven und kognitiven Anteilen." [38] Die neuronale Kopplung bewirkt, dass z.B. ein bestimmter Gedanke eine entsprechende Körperhaltung hervorruft oder ein Sinneseindruck ein bestimmtes Gefühl. Diese enge Verknüpfung wirkt sich auf die Möglichkeit aus, sich zu verändern. Denn wird eine Änderung nur in einem Bereich vollzogen, so steht sie in Konkurrenz zu den Bereichen, die noch auf dem alten Stand sind. Je mehr Bereiche in die Veränderung einbezogen werden, desto stabiler wird das neu erworbene Muster des Erlebens und Handelns.

Im HGT werden u. a. gedankliche Prozesse initiiert, um die Lebenssituation zu klären und sich auf das Ziel Gesundheit auszurichten. Zusätzlich werden Trancen angeboten, so genannte innere Ton-Fühl-Filme, in denen vorgestellte Sinneseindrücke diese Prozesse unterstützen. Die auffallende Nachhaltigkeit des HGTs zeigt, wie wirksam es ist, wenn Veränderungen gleichzeitig in mehreren Bereichen vollzogen werden.

Gesundheit wird hier verstanden als ein wesentlicher Bestandteil der Lebensqualität und als ein aktiv erworbenes körperliches, geistiges, seelisches und soziales Wohlbefinden. Der Wunsch nach Gesundheit braucht einen Körper, in dem er wohnt. Im Bewegungsmodul zum HGT werden Informationen körperlich vermittelt, der Körper macht Erfahrungen zu Lebendigkeit und Wohlbefinden. Die rückgekoppelten Körpersignale werden den Geist unterstützen, den Fokus auf Gesundheit zu halten.

---

[38] Hüther, Gerald: Wie Embodiment neurobiologisch erklärt werden kann. In: Storch, Maja; u. a., a.a.O., S. 92

Mentales Gesundheitstraining | HGT 01

Ausgew. zertifizierte HGT-Trainer/innen in Deutschland und der Schweiz

Alle näheren Angaben finden Sie unter „www.hildesheimer-gesundheitstraining.de".

HGT-Trainer/innen in Deutschland und der Schweiz			PLZ	Ort	Angeboten werden folgende HGT-Varianten:
Frau	Kornelia	Herrmann	01069	Dresden	Allergologie, Herz & Kreislauf, Onkologie, Orthopädie, Schmerztherapie, Gesundheitssupervision
Herr	Siegmund	Josten	12049	Berlin	Allergologie, Herz & Kreislauf, Onkologie, Orthopädie, Gesundheitssupervision
Dipl. Soz. Päd.	Rosemarie	Kugler	14197	Berlin	Allergologie, Herz & Kreislauf, Onkologie, Orthopädie, Gesundheitssupervision
Dr.	Klaus	Witt	22941	Bargteheide	Allergologie, Herz & Kreislauf, Onkologie, Orthopädie, Gesundheitssupervision
M. A.	Desiree	Bethge	25355	Bullenkuhlen	Onkologie, Orthopädie, Gesundheitssupervision
Herr	Frank	Eilers	26215	Wiefelstede	Onkologie, Orthopädie, Schmerztherapie, Gesundheitssupervision
Herr	Heiko	Pust	28195	Bremen	Allergologie, Herz & Kreislauf, Onkologie, Orthopädie, Gesundheitssupervision
Frau	Birgit	Meinaß-Thoben	29439	Lüchow	Allergologie, Herz u. Kreislauf, Orthopädie, Gesundheitssupervision
Dr. med.	Ingo	Wilcke	30159	Hannover	Allergologie, Herz & Kreislauf, Onkologie, Orthopädie, Schmerztherapie, Gesundheitssupervision
Dipl. Päd.	Peter Wolfgang	Kelm	30163	Hannover	Herz u. Kreislauf, Orthopädie, Gesundheitssupervision
Frau	Elisabeth	v. Natzmer	30539	Hannover	Allergologie, Herz & Kreislauf, Onkologie, Orthopädie, Schmerztherapie, Gesundheitssupervision
Frau	Imke	Rühmann	30539	Hannover	Allergologie, Herz & Kreislauf, Onkologie, Orthopädie, Schmerztherapie, Gesundheitssupervision
Frau	Beate	Fink	31020	Salzhemmendorf	Allergologie, Herz & Kreislauf, Onkologie, Orthopädie, Schmerztherapie, Gesundheitssupervision
Dipl. Soz. Päd.	Claudia	Kreuzkamp-Bruns	31139	Hildesheim	Allergologie, Herz & Kreislauf, Onkologie, Orthopädie, Schmerztherapie, Gesundheitssupervision
Herr	Hans-Joachim	Haack	31139	Hildesheim	Allergologie, Herz & Kreislauf, Onkologie, Orthopädie, Gesundheitssupervision
Dipl. Soz. Päd.	Sabine	Grujic	31141	Hildesheim	Allergologie, Herz & Kreislauf, Onkologie, Orthopädie, Schmerztherapie, Gesundheitssupervision
Dipl. Soz. Päd.	Karin	Höhenberger-Schlosser	31199	Barienrode	Allergologie, Herz & Kreislauf, Onkologie, Orthopädie, Schmerztherapie, Gesundheitssupervision

Titel	Vorname	Name	PLZ	Ort	Fachgebiete
Frau	Hilda	Heiderich	31199	Diekholzen	Allergologie, Herz & Kreislauf, Onkologie, Orthopädie, Schmerztherapie, Gesundheitssupervision
Frau	Angelika	Bode	31303	Burgdorf	Allergologie, Herz & Kreislauf, Onkologie, Orthopädie, Schmerztherapie, Gesundheitssupervision
Dipl. Soz. Päd.	Niki-Politimi	Wessels	31303	Burgdorf	Allergologie, Herz & Kreislauf, Onkologie, Orthopädie, Schmerztherapie, Gesundheitssupervision
Dipl. Soz. Päd.	Christiane	Christ	31860	Ohr bei Hameln	Allergologie, Herz & Kreislauf, Onkologie, Orthopädie, Schmerztherapie, Gesundheitssupervision
Frau	Sibylle	Lätzsch	32278	Kirchlengern	Allergologie, Herz & Kreislauf, Onkologie, Orthopädie, Gesundheitssupervision
Dipl. Psych.	Marianne	Wurche-Gier	33014	Bad Driburg	Orthopädie, Schmerztherapie, Gesundheitssupervision
Frau	Sabine	Butenberg	34388	Trendelburg	Allergologie, Herz & Kreislauf, Onkologie, Orthopädie, Schmerztherapie, Gesundheitssupervision
Frau	Evelin	Sechting	35315	Homberg/Ohm	Allergologie, Herz & Kreislauf, Onkologie, Orthopädie, Gesundheitssupervision
Frau	Ursula	Schulz	35396	Gießen	Allergologie, Herz & Kreislauf, Onkologie, Orthopädie, Schmerztherapie, Gesundheitssupervision
Frau	Petra	Werner	36251	Bad Hersfeld	Allergologie, Herz & Kreislauf, Onkologie, Orthopädie, Gesundheitssupervision
Frau	Marianne	Klues-Ketels	37073	Göttingen	Allergologie, Herz & Kreislauf, Onkologie, Orthopädie, Schmerztherapie, Gesundheitssupervision
Herr	Michael	Röslen	37130	Gleichen OT Groß Lengden	Herz & Kreislauf, Onkologie, Gesundheitssupervision
Dr. med.	Sabine	Hartmann	38102	Braunschweig	Allergologie, Herz & Kreislauf, Onkologie, Orthopädie, Gesundheitssupervision
Frau	Ilona	Alisch	38271	Baddeckenstedt	Allergologie, Herz & Kreislauf, Onkologie, Orthopädie, Schmerztherapie, Gesundheitssupervision
Frau	Elke	Heckler	38533	Rethen	Allergologie, Herz & Kreislauf, Onkologie, Orthopädie, Schmerztherapie, Gesundheitssupervision
Frau	Andrea	Bertelsbeck	48653	Coesfeld	Allergologie, Herz & Kreislauf, Onkologie, Orthopädie, Gesundheitssupervision
Dipl. Psych.	Hans-Jürgen	Altmeyer	50679	Köln	Allergologie, Herz & Kreislauf, Onkologie, Orthopädie, Gesundheitssupervision
Frau	Elisabeth	Küppers	52511	Geilenkirchen	Allergologie, Herz & Kreislauf, Onkologie, Orthopädie, Gesundheitssupervision
Herr	Ino	Cramer	59069	Hamm	Allergologie, Herz & Kreislauf, Onkologie, Orthopädie, Gesundheitssupervision
Dipl. Soz. Päd.	Barbara	Thommes	63450	Hanau	Allergologie, Herz & Kreislauf, Onkologie, Orthopädie, Gesundheitssupervision

Dipl. Päd.	Karl-Heinz	Wenzel	63517	Rodenbach	Allergologie, Herz & Kreislauf, Onkologie, Orthopädie, Gesundheitssupervision
Dipl. Sozialwirtin	Erika	Kuhn	63936	Schneeberg	Allergologie, Herz & Kreislauf, Onkologie, Orthopädie, Gesundheitssupervision
Frau	Sabine	Zach-Lampson	64572	Büttelborn-Worfelden	Allergologie, Herz & Kreislauf, Onkologie, Orthopädie, Schmerztherapie, Gesundheitssupervision
Frau	Uta	Streit	66663	Merzig	Allergologie, Herz & Kreislauf, Onkologie, Orthopädie, Gesundheitssupervision
Dipl. Psych.	Christel	Becker-Kolle	71642	Ludwigsburg	Allergologie, Herz & Kreislauf, Onkologie, Orthopädie, Schmerztherapie, Gesundheitssupervision
Herr	Hartmut	Fausel	72793	Pfullingen	Allergologie, Herz & Kreislauf, Onkologie, Orthopädie, Gesundheitssupervision
Dipl. Kauffrau	Ulrike	Tobisch-Kohlbecker	76556	Gaggenau	Allergologie, Herz & Kreislauf, Onkologie, Orthopädie, Gesundheitssupervision
Dipl. Psych.	Hartmut	Freyhof	76829	Landau	Allergologie, Herz & Kreislauf, Onkologie, Orthopädie, Gesundheitssupervision
Dr. rer. nat.	Franz	Karig	79108	Freiburg	Lerncoaching, HGT-Themen, Wingwave-Coaching, SeniorenCoaching
Frau	Eva	Schink	82031	Grünwald/ München	Allergologie, Herz & Kreislauf, Onkologie, Orthopädie, Gesundheitssupervision
Frau	Antje	Heimsoeth	83026	Rosenheim	Allergologie, Herz & Kreislauf, Onkologie, Orthopädie, Gesundheitssupervision
Frau	Elisabeth	Floßbach	86152	Augsburg	Allergologie, Herz & Kreislauf, Onkologie, Orthopädie, Schmerztherapie, Gesundheitssupervision
Dipl. Phys.	Eva	Kirchhof	86946	Vilgertshofen	Allergologie, Herz & Kreislauf, Onkologie, Orthopädie, Schmerztherapie, Gesundheitssupervision
Frau	Elisabeth	Bodenstein	89567	Sontheim-Bergenweiler	Allergologie, Herz & Kreislauf, Onkologie, Orthopädie, Schmerztherapie, Gesundheitssupervision
Dr. med.	Joachim	Müller	97080	Würzburg	Allergologie, Herz & Kreislauf, Onkologie, Orthopädie, Schmerztherapie, Gesundheitssupervision
Frau	Anne	Naser-Wagner	97318	Kitzingen	Allergologie, Herz & Kreislauf, Onkologie, Orthopädie, Gesundheitssupervision
Dipl. Psych.	Ursula	Engelke	CH-6147	Altbüron	Allergologie, Herz & Kreislauf, Onkologie, Orthopädie, Schmerztherapie, Gesundheitssupervision

Das Institut für Therapie und Beratung an der HAWK Hildesheim/ Holzminden/ Göttingen - seit 1994 die gemeinnützige Basis für innovative Forschungsprojekte

Das Institut für Therapie und Beratung (IT), an der Hochschule als Basis für innovative Forschungs- und Fortbildungsprojekte gegründet, ist seit 94 als "Institut an der HAWK Hildesheim/Holzminden/Göttingen" anerkannt. Es ist ein gemeinnütziger e. V. und nicht an Gewinn interessiert.

Forschungsschwerpunkt ist - durch Drittmittel und Sponsoren gefördert - die Entwicklung und empirische Evaluation mentaler Trainings. Es entstand die Familie der Hildesheimer Gesundheitstrainings für chronisch Kranke und die Gesundheitssupervision für die Prävention (insbesondere für die betriebliche Gesundheitsförderung), dabei auch über 30 gesundheitsfördernde Trancen auf CD sowie ein ebenfalls klinisch getestetes CD-System zur Begleitung von Krebstherapien.

Aktuell wird seit 2008 im Rahmen des Vorhabens „Lebensqualität und Heilungsförderung - ein Modell zur psychischen Betreuung onkologischer Patienten" - gefördert über Drittmittel - das onkologische Hildesheimer Gesundheitstrainings 2.0 klinisch evaluiert.

Das Fortbildungsangebot richtet sich vor allem an Menschen, die im sozialen Feld oder im Gesundheitsbereich professionell tätig sind, und hat einen engen Bezug zu den Forschungsarbeiten. Ergänzt werden die Fortbildungen durch die weitere Betreuung der ausgebildeten Gesundheitstrainer und die Sicherung der Qualität der mentalen Trainings.

Lehrtrainer und HGT- Entwickler:

Ilona Alisch; Psychologin, Psychotherapeutin
Hans-Jürgen Altmeyer; Dipl. Psychologe, Psychotherapeut, NLP Master
Christiane Christ; Dipl. Sozialpädagogin
Prof. Dr. Gerhart Unterberger; Psychologie, Verhaltenstherapie, NLP
Karl-Heinz Wenzel; Dipl. Pädagoge, Gesprächspsychotherapie, NLP, eigene Praxis
Dr. Ingo Wilcke; Lungenarzt, Internist – Allergologie – Psychosomatik, NLP- Master, Selbstorganisatorische Hypnose, eigene Praxis
Dr. Klaus Witt; Dipl.-Psychologe, Psychologischer Psychotherapeut für Verhaltenstherapie, NLP- Lehrtherapeut, eigene Praxis

Kontakt:

Institut für Therapie und Beratung an der HAWK Hildesheim/Holzminden/Göttingen (IT)
Hohnsen 1, Raum 105 b
31134 Hildesheim
www.hildesheimer-gesundheitstraining.de
Tel.: (05121) 881-421

Die Autoren

Christiane Christ, Dipl. Sozialpädagogin
Heilpraktikerin für Psychotherapie, Lehrbeauftragte an der HAWK HHG, klinische Forschungsarbeiten zum Hildesheimer Gesundheitstraining

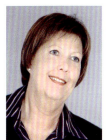

Gerhard Grospietsch, Prof. Dr. med.
Hypnotherapeut, Gesundheitstrainer HGT
Klinische und wissenschaftliche Schwerpunkte:
Gynäkologie: Operationen bösartiger Tumore
Geburtshilfe: Frühgeburt, Bluthochdruck in der Schwangerschaft, Pharmakotherapie in der Schwangerschaft

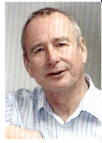

Siegmund Josten, M.A.
Ethnologe, eigene Krebserfahrungen, Leitung der Krebssportgemeinschaft Berlin e.V., Praxis für Psychoonkologie, Gesundheitstraining und Coaching in Berlin, www.onkocoach.de

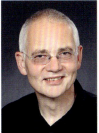

Regine Rachow, Dipl.-Journalistin
Chefredakteurin von „Kommunikation & Seminar"

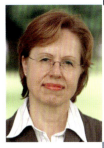

Gerhart Unterberger, Prof. Dr.
Leitung des Institutes für Therapie und Beratung an der HAWK HHG
20 Jahre Forschung zu mentalem Gesundheitstraining bei chronischen Erkrankungen[39]

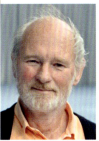

---

[39] Seit 2008: Evaluation des Hildesheimer Gesundheitstrainings für die Onkologie in Zusammenarbeit mit mehreren Kliniken

Mentales Gesundheitstraining | HGT 01

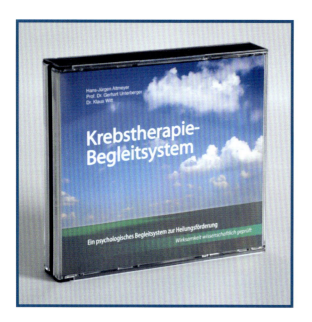

Krebstherapie-Begleitsystem (3CDs) für 27,50 EUR
Heilungsförderung bei OP, Chemo- und Strahlentherapie

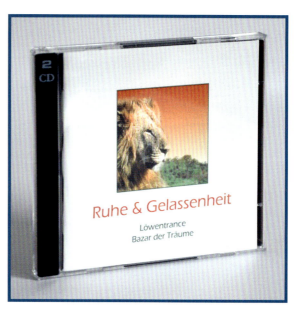

Ruhe und Gelassenheit (2CDs) für 28,50 EUR
Entspannungsmeditationen für Abstand und Gelassenheit

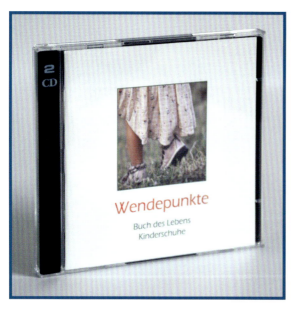

Wendepunkte (2CDs) für 28,50 EUR
Lebenserfahrung nutzen, Ziele erreichen

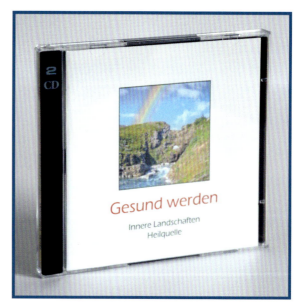

Gesund werden (2CDs) für 28,50 EUR
Entspannungsmeditationen zur Heilungsförderung

www.hildesheimer-gesundheitstraining.de